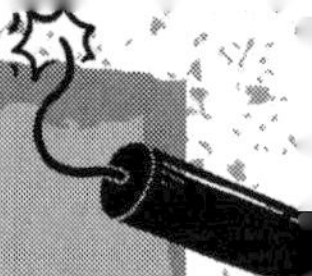

# VORWORT

Herzlich willkommen, du edler Meister der stillen (und manchmal weniger stillen) Künste!

Dieses Buch ist **nicht** für schwache Nasen gemacht - es ist ein Adventskalender für Männer mit Humor, Selbstironie und der Bereitschaft, auch mal über den eigenen (oder fremden) Wind zu lachen.

In den kommenden 24 Tagen erwartet dich eine wilde Mischung aus **interaktiven Spielen, aberwitzigen Pups-Mythen, schrägem unnützem Wissen, furztrockenen Sprüchen und legendären Zungenbrechern**, die selbst den geübtesten Bläh-Profi ins Schwitzen bringen. Du wirst Weihnachts-Furz-Gadgets kennenlernen, die so kurios sind, dass du sie wahrscheinlich sofort bestellen willst (oder deine Freunde damit überraschen musst).

Hier geht's nicht um feine Etikette - hier geht's um ehrliche Männerunterhaltung. Um Momente, in denen du dich fragst: *„Habe ich das gerade wirklich gelesen?"* - und trotzdem grinst. Um kleine Aufgaben, die deinen Mut testen. Um Rätsel, die dein Wissen über Darmwinde auf die Probe stellen. Und um jede Menge Gelegenheiten, dich vor Lachen zu biegen.

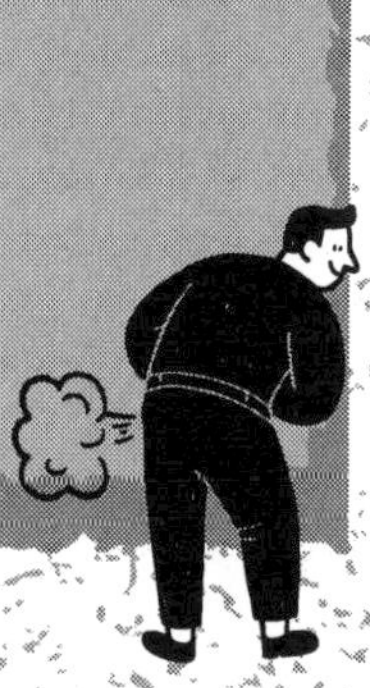

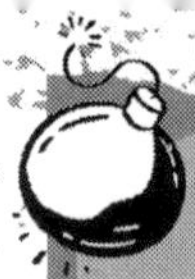

Egal ob du allein durch die Adventszeit pupst oder das Ganze als Challenge mit Kumpels spielst - dieses Buch ist dein offizieller Countdown zu Weihnachten, mit einem Augenzwinkern und einem kräftigen „Pfffft" als Soundtrack.

Mach dich bereit, den Dezember nicht nur zu überleben, sondern zu überduften.

Lass uns zusammen von Türchen zu Türchen pupsen - bis am 24. der große Festtagsfurz ertönt.

Frohes Pupsen & fröhliche Weihnachten!

Dein

Chef-Pupser & Adventsgasmeister

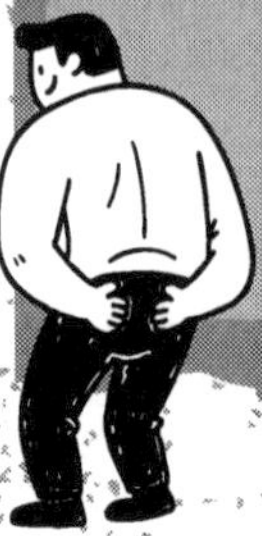

# 1

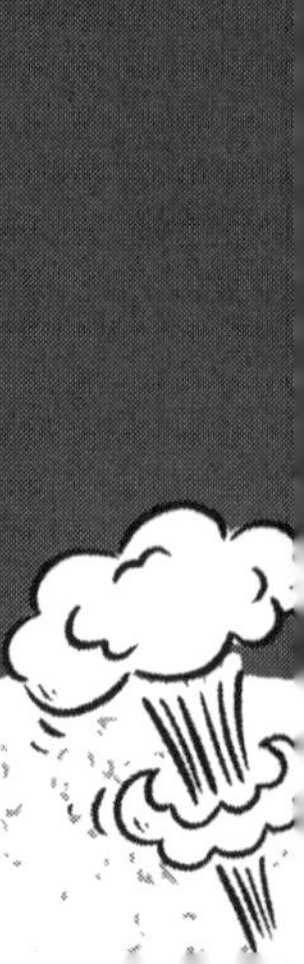

# Wenn der Hintern den Turbo zündet

Ein menschlicher Furz kann mit bis zu **3 Metern pro Sekunde** aus deinem Auspuff schießen - das sind knackige **11 km/h**. Klingt harmlos? Falsch gedacht! Stell dir vor, du schlenderst gemütlich durchs Wohnzimmer... und dein Hinterteil überholt dich. Wissenschaftler haben das ernsthaft gemessen - vermutlich unter Einsatz von Highspeed-Kameras und sehr, sehr schlechten Gerüchen im Labor. Das Schönste: Selbst wenn du gechillt im Sessel hängst, kann dein Hintertürchen noch immer im Sportmodus feuern. Egal ob im Büro, auf der Couch oder beim dritten Glühwein auf dem Weihnachtsmarkt - wenn's losgeht, dann so schnell, dass selbst der Weihnachtsmann aufpassen muss, nicht den Schlitten zu verlieren.

# SUDOKU

| | | | | | | | | |
|---|---|---|---|---|---|---|---|---|
| 5 | 3 | | | 7 | | | | |
| 6 | | | 1 | 9 | 5 | | | |
| | 9 | 8 | | | | | 6 | |
| 8 | | | | 6 | | | | 3 |
| 4 | | | 8 | | 3 | | | 1 |
| 7 | | | | 2 | | | | 6 |
| | 6 | | | | | 2 | 8 | |
| | | | 4 | 1 | 9 | | | 5 |
| | | | | 8 | | | 7 | 9 |

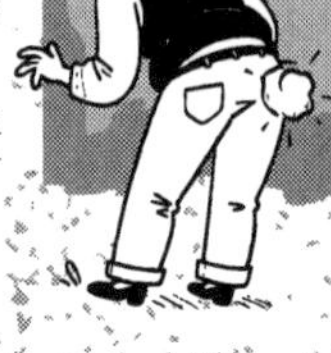

Lösung p.104

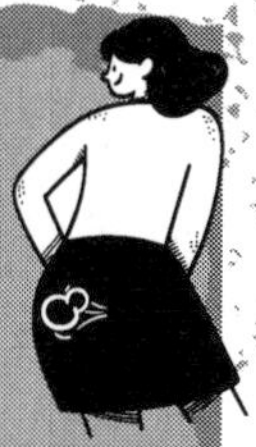

# ZUNGENBRECHER

Fette Franz furzt festlich,
fünf Flaschen Feierbier füllend,
fährt furzend flach durch feuchte Feldwege,
fächelt Freunden fröhlich feurige Fächerwinde.

Bierbauch-Ben bläst beim Bohnenbuffet
brutal-brummende Bratwurstböen,
bis beim Bierzelt-Bankett
Bäuche beben und Becher beben.

Furchtloser Fredi feuert feiste Festtags-Furz-Fanfaren,
fächelt Freunden frech feurige Fächerwinde,
fegt frostig-funkelnd durchs feuchtfröhliche Feier-Festzelt.

Boller-Ben bläst beim Bratapfel-Buffet
brutal-brüllende Bohnen-Böller,
bis Bruno beim Bierbank-Beben
bitter bereut, neben Ben zu sitzen.

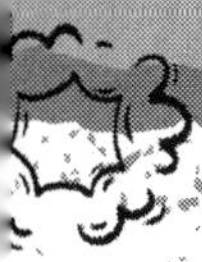

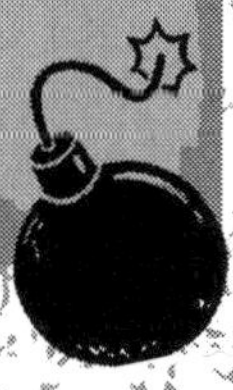

# 2

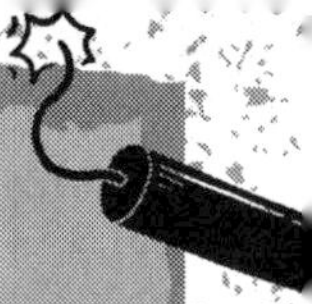

# Rudolph, der knatternde Rentier-Star

Rentiere sehen zwar aus, als wären sie direkt aus einem Weihnachtsmärchen entsprungen - aber unter dem flauschigen Fell steckt eine echte Gasanlage. Dank ihrer Spezialdiät aus Flechten und Moos verwandeln sie ihr Futter in XXL-Mengen Methan. Ergebnis: Ein Rentier kann am Tag bis zu **20 Liter Pups-Sprit** produzieren. Stell dir also vor, wie's im Stall des Weihnachtsmannes klingt (und riecht), wenn acht von denen gleichzeitig die After-Turbinen zünden. Kein Wunder, dass Rudolph vorneweg fliegt - frische Luft und Sicherheitsabstand! Und wer weiß: Würde man all die Rentier-Furze anzapfen, könnte man vermutlich den halben Nordpol mit Pupskerzen beleuchten. Fröhliche, furzige Weihnachten!

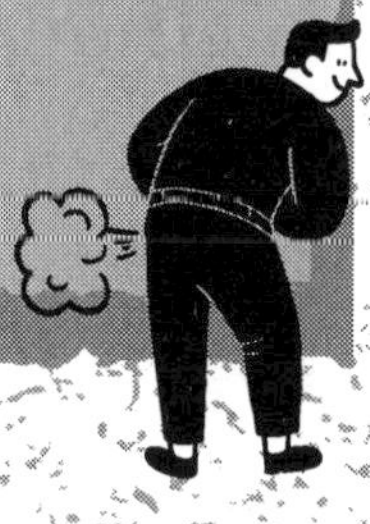

# Pups-Kunst

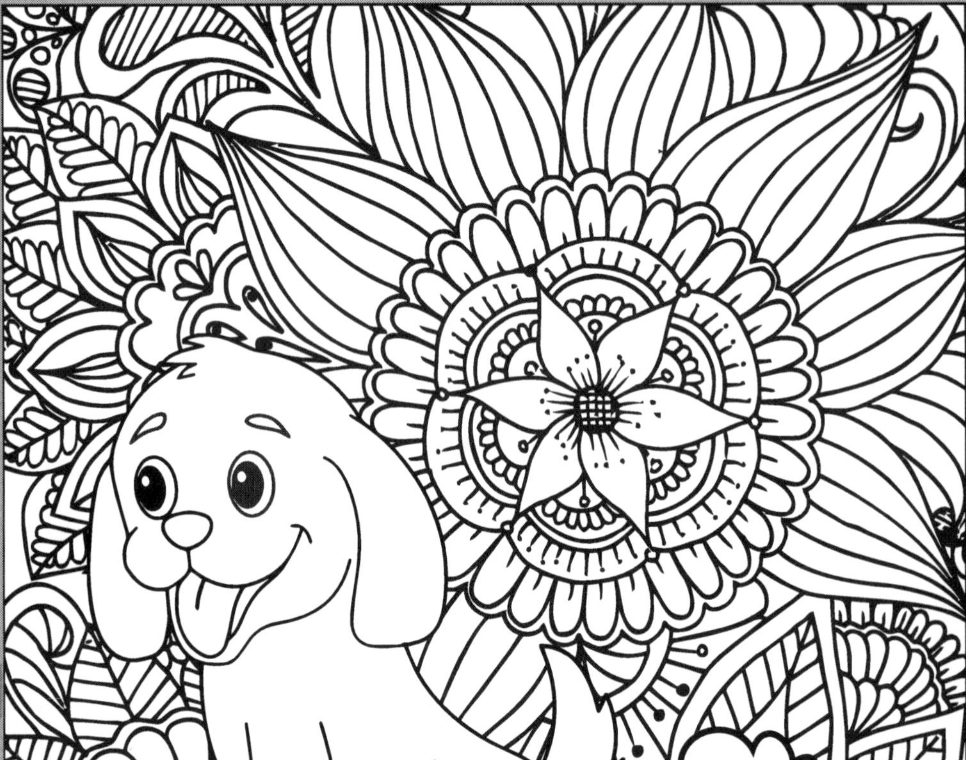

# BUCHSTABENSALAT: FURZ SITUATION

SUPP

FEMI

SAG

TRENKTA

GNEHULAB

Lösung p.104

# 3

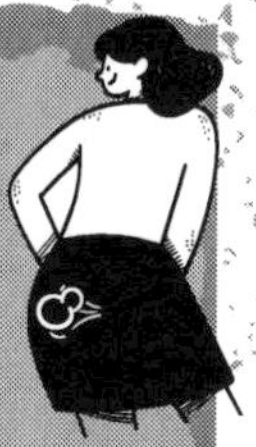

# Der Weihnachtsmarkt-Böller aus dem Bauch

Glühwein, Bratwurst, gebrannte Mandeln - klingt nach Feststimmung, oder? Falsch gedacht, das ist der perfekte Cocktail für einen **festlichen Pups mit Explosionsgefahr**. Alkohol und fettiges Essen sorgen nämlich dafür, dass sich in deinem Bauch eine kleine Gärfabrik bildet. Ergebnis: Gasdruck, der locker einen Schneeball von der Fensterbank pusten könnte. Besonders fies: In der dichten Menschenmenge auf dem Weihnachtsmarkt gibt es kein Entkommen - weder für dich, noch für die, die hinter dir stehen. Bonuswissen: Der typische „Weihnachtsmarkt-Pups" riecht dank Zimt, Anis und Glühweinzucker wie ein sehr verwirrter Lebkuchen. Also, falls du mal hinterm Glühweinstand einen warmen Wind spürst - vielleicht war's nicht der Heizstrahler.

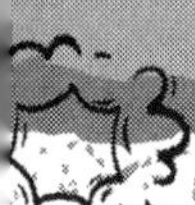

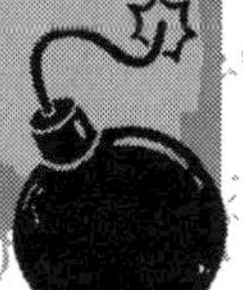

# SUCHSEL

| | | | | | | | | | | | |
|---|---|---|---|---|---|---|---|---|---|---|---|
| T | Y | B | E | M | G | R | N | N | O | K | S |
| Q | G | U | L | Z | D | T | M | L | T | Y | B |
| P | U | P | S | E | N | L | L | R | D | P | Q |
| X | M | F | U | R | Z | E | N | Y | B | E | A |
| V | F | S | X | W | C | F | S | L | W | C | A |
| F | U | R | Z | D | B | U | X | B | Q | H | U |
| T | F | S | J | G | T | Q | I | R | C | B | B |
| F | V | O | M | B | P | I | Y | S | D | E | I |
| U | S | R | E | S | P | U | P | P | I | W | F |
| N | F | E | M | P | D | F | K | U | D | O | J |
| Y | G | H | K | T | I | T | S | P | S | F | Y |
| J | D | X | P | B | K | J | E | B | G | R | S |

1. Pupsen
2. Pups
3. Pupser
4. Furz
5. Furzen

Lösung p.104

# SCHÄTZFRAGEN

1. Wie viele Furze lässt ein durchschnittlicher Mensch pro Tag ab?

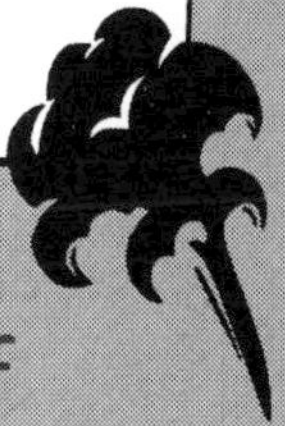

2. Wie lange würde es dauern, mit Weihnachtsgänse-Furzen einen Ballon auf Volleyballgröße aufzublasen?

3. Wie viele verschiedene Gase stecken in einem typischen Festtags-Furz?

4. Wie viel Prozent aller Menschen geben zu, schon mal einen besonders lauten Pups heimlich „auf andere geschoben" zu haben?

Lösung p.104

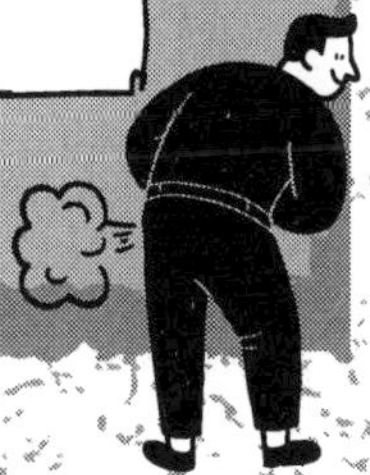

# 4

# Der Schlittenantrieb der besonderen Art

Wusstest du, dass dein Hinterteil theoretisch als Antriebssystem taugen könnte? Ein durchschnittlicher Furz hat genug „Rückstoßkraft", um winzige Gegenstände in Bewegung zu setzen - und nein, das ist kein schlechter Witz, sondern tatsächlich messbar. Stell dir vor: Du sitzt auf einem glatten Schlitten, isst vorher schön Bohneneintopf und zündest dann die Afterrakete. . . Zack, minimaler, aber spürbarer Vorwärtsdrang! Wissenschaftler nennen das zwar „Gasexpulsion", wir nennen es schlicht **Hintern-Turbo**. Leider reicht die Power noch nicht, um den Weihnachtsmannschlitten anzutreiben - es sei denn, alle Gäste der Weihnachtsfeier legen gleichzeitig los. Also, falls du diesen Winter den Hügel runter willst: Vielleicht braucht's keinen Anschub, nur ein bisschen Mut und den richtigen Druck.

# DER WEG ZUM PUPS

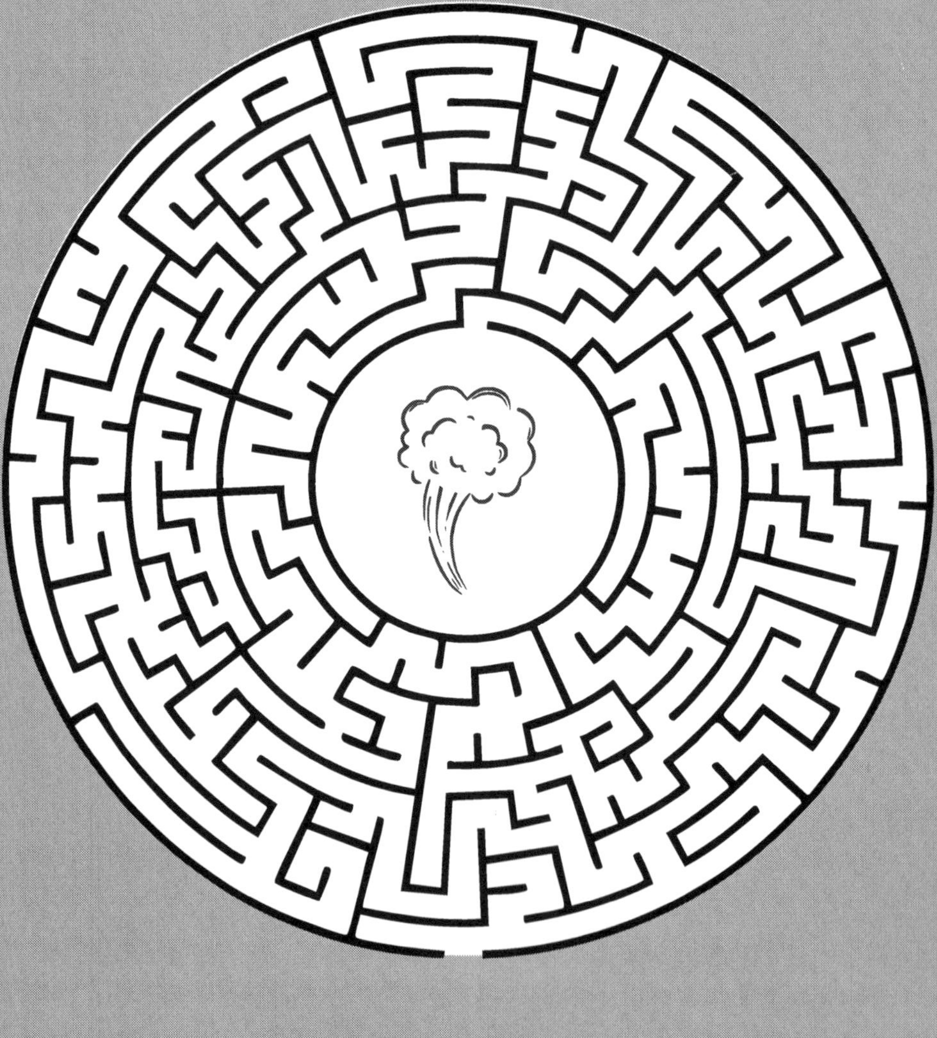

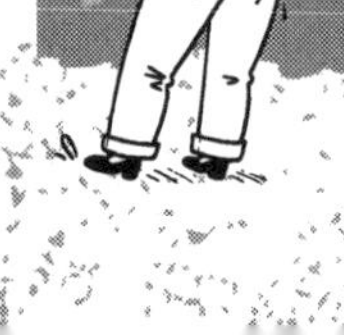

Lösung p.104

# Kuriose Furz Gadgets oder Must Haves?

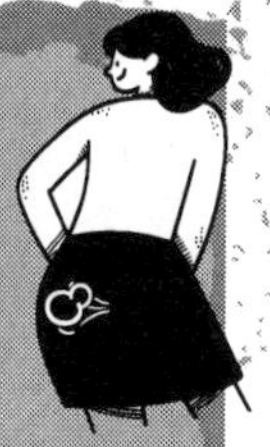

1. Fart Alarm Clock

Weckt dich nicht sanft mit Vogelgezwitscher, sondern mit einem satten Morgenpups, der direkt gute (oder fragende) Laune macht. Perfekt für alle, die den Tag mit einem Knall beginnen wollen.

2. Santa's Jingle Farts Ornament

Eine Weihnachtsbaumkugel, die beim Vorbeigehen pupst - weil Glöckchen allein einfach zu langweilig sind. Bringt garantiert jeden Gast aus dem Konzept und den Grinch zum Lächeln.

3. Shazam for Farts

Eine App, die deine Fürze analysiert, angeblich Herkunft und „Furzer-Typ" bestimmt und dir wahrscheinlich mehr sagt, als du jemals wissen wolltest. Die Zukunft der Klangforschung hat begonnen.

4. Fart Filter Unterwäsche

Slips mit Aktivkohle-Einlage, die angeblich jeden Geruch neutralisieren - perfekt für Dates, Meetings oder lange Autofahrten. Ob's wirklich wirkt? Vielleicht... aber sicher ist: Der Gedanke daran sorgt schon für Gelächter.

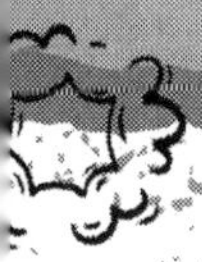

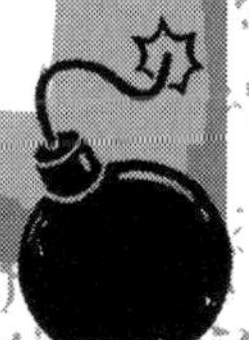

# 5

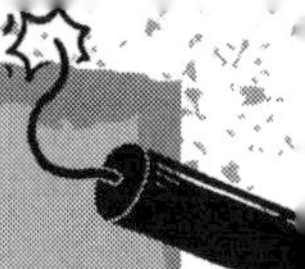

# Der Bier-Pups mit Partyeffekt

Bier macht nicht nur fröhlich - es macht auch furzig. Und zwar auf eine ganz besondere Weise: Die Kohlensäure blubbert schon mal ordentlich vor, aber die wahre Magie passiert, wenn die Hefe im Bauch weiterarbeitet. Ergebnis: ein **Bass-lastiger, langanhaltender Party-Pups**, der in der richtigen Akustik (z. B. Fliesenboden oder Holzbank) fast wie ein kleines Konzert klingt. Männer unter Bier-Einfluss neigen übrigens dazu, ihre Flatulenzen nicht zu verstecken, sondern stolz zu präsentieren - quasi als akustische Visitenkarte. Bonuswissen: Dunkles Bier kann für einen besonders „würzigen" Duft sorgen, während helles Bier eher den spritzigen Highspeed-Furz fördert. Also, beim nächsten Männerabend: Trink langsam... oder mach dich auf ein ganzes Blasorchester gefasst.

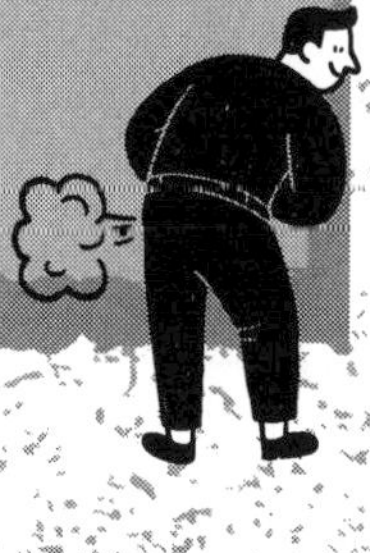

# KREUZWORTRÄTSEL

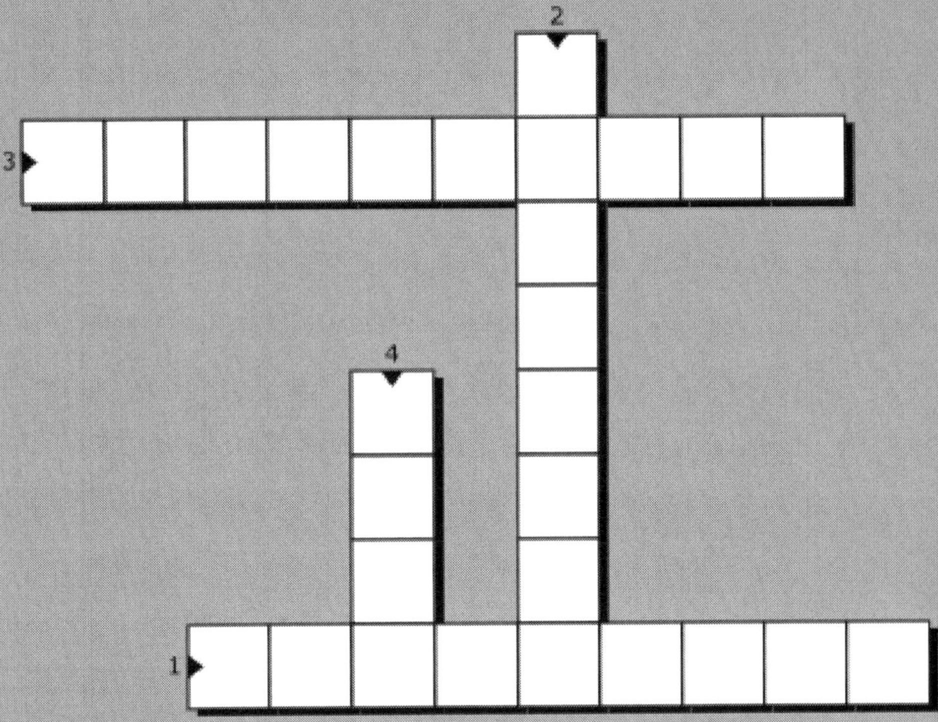


1. Wie nennt man das Phänomen, wenn man versucht, einen Pups leise entweichen zu lassen, der dann aber laut explodiert?
2. Welcher chemische Bestandteil sorgt hauptsächlich für den Geruch von Fürzen?
3. Wie nennt man den Pups, der unbemerkt in der Öffentlichkeit entweicht?
4. Musikinstrument wird oft scherzhaft mit lauten Pupsen verglichen?

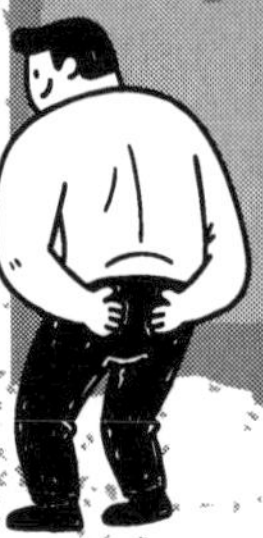

Lösung p.104

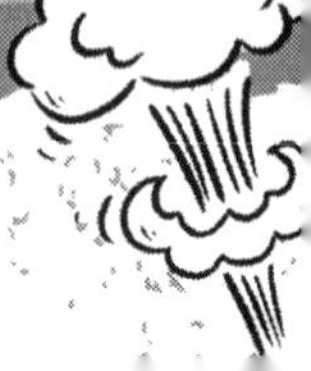

# Das Furz-Gedicht

Willkommen, du edler Poetenpupser! Heute betreten wir die hohe Bühne der Lyrik - nur dass statt Rosen hier eher Bohnen duften. Dieses Gedicht funktioniert wie ein Mad Libs-Spiel: Du bekommst von mir eine Auswahl an herrlich unfeinen Furz-Begriffen. Ob trompetend, zischend oder leise wie ein heimlicher Büro-Pups - hier findet jeder Sound seinen Platz. Schnapp dir einen Stift, hol tief Luft (oder lieber nicht) und mach dich bereit, ein Werk zu erschaffen, das Shakespeare erröten und deine Freunde kichern lässt.

**Deine Pups-Vokabeln:**

1. Knatterfurz
2. Bohnenböller
3. Sprühfurz
4. Darmtrompete

# 6

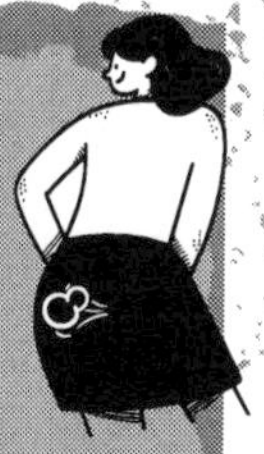

# Der Chili-Komet

Scharfes Essen sorgt nicht nur für Feuer im Mund - es kann auch hinten raus eine kleine Pyro-Show zünden. Chili und Co. reizen den Darm und beschleunigen die Verdauung, was bedeutet: weniger Zeit für die Gasbildung... aber deutlich mehr **Bumms** beim Endprodukt. Manche Männer schwören, dass ein „Chili-Furz" wärmer wirkt als normale Exemplare - wissenschaftlich schwer zu belegen, aber gefühlt definitiv ein Volltreffer. Bonus: Der Duft-Mix aus Gewürzen, Fleisch und Rauch erinnert ein bisschen an ein über offener Flamme gegrilltes Weihnachtswürstchen. Tipp für Fortgeschrittene: Kombiniere Chili con Carne mit einem kalten Bier - das ist wie Benzin und Zündfunke für deinen ganz persönlichen Raketenstart. Nur Vorsicht bei Kerzenlicht - offene Flamme und Chili-Komet vertragen sich nicht!

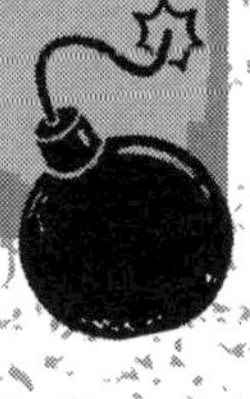

# SUDOKU

| | | | | | | | | |
|---|---|---|---|---|---|---|---|---|
| | | | | | | 2 | | 1 |
| 1 | 7 | 4 | | 9 | | | 3 | |
| | | | 6 | 3 | | | | 5 |
| 5 | | | | 2 | | | 8 | |
| 7 | 2 | | | | 8 | | | |
| | | 8 | | | | | | 2 |
| | | | | 1 | | 9 | | |
| | 9 | | | | 5 | | | 4 |
| | | | 3 | 8 | | | | |

Lösung p.104

# ALTERNATIVE WORTE FÜRS PUPSEN

KNATTERN

SCHMETTERN

BLUBBERN

TRÖTEN

LUFTPOST VERSCHICKEN

HINTERTÜRCHEN ÖFFNEN

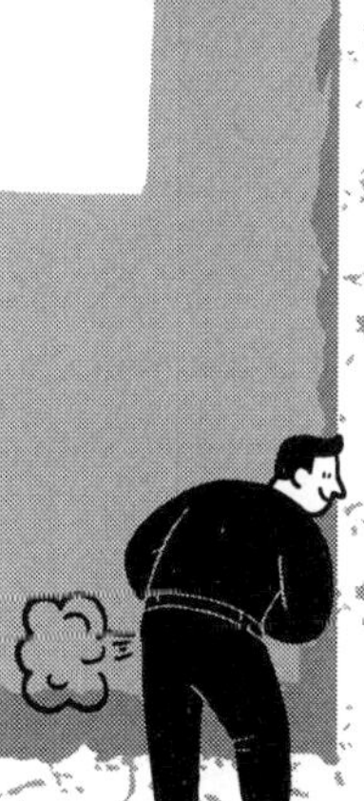

# 7

# Der Brokkoli-Bomber

Brokkoli - von Müttern gehasst, von Ernährungsberatern geliebt, und vom männlichen Verdauungstrakt als **Gas-Kraftwerk** erkannt. Das grüne Zeug ist voll mit Ballaststoffen und Schwefelverbindungen, die im Darm eine ordentliche Pups-Party anheizen. Ergebnis: Ein tiefer, resonanter Ton mit einer Duftnote, die irgendwo zwischen „vergessene Sporttasche" und „Chemieunfall" liegt. Das Beste: Je gesünder du dich ernährst, desto größer das Explosionspotenzial - ein echtes Paradoxon für Männer, die glauben, Gemüse sei langweilig. Übrigens: In Kombination mit Bier oder Bohnen verwandelt sich der Brokkoli-Bomber in eine Massenvernichtungswaffe. Also, beim nächsten Weihnachtsessen: Wenn's Brokkoli gibt, setz dich strategisch - am besten nah an der Tür, für den schnellen Rückzug.

# DER WEG ZUM PUPS

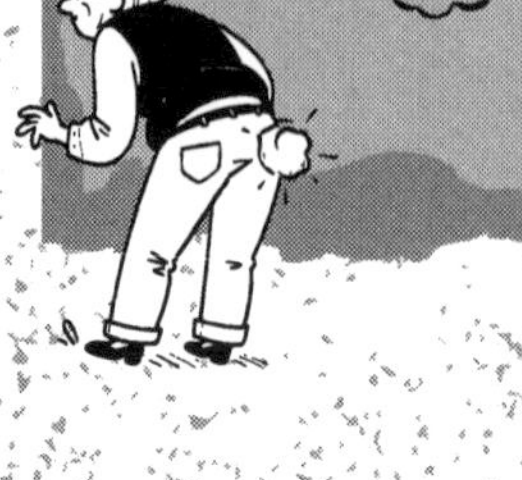

Lösung p.104

# Pups Kuns

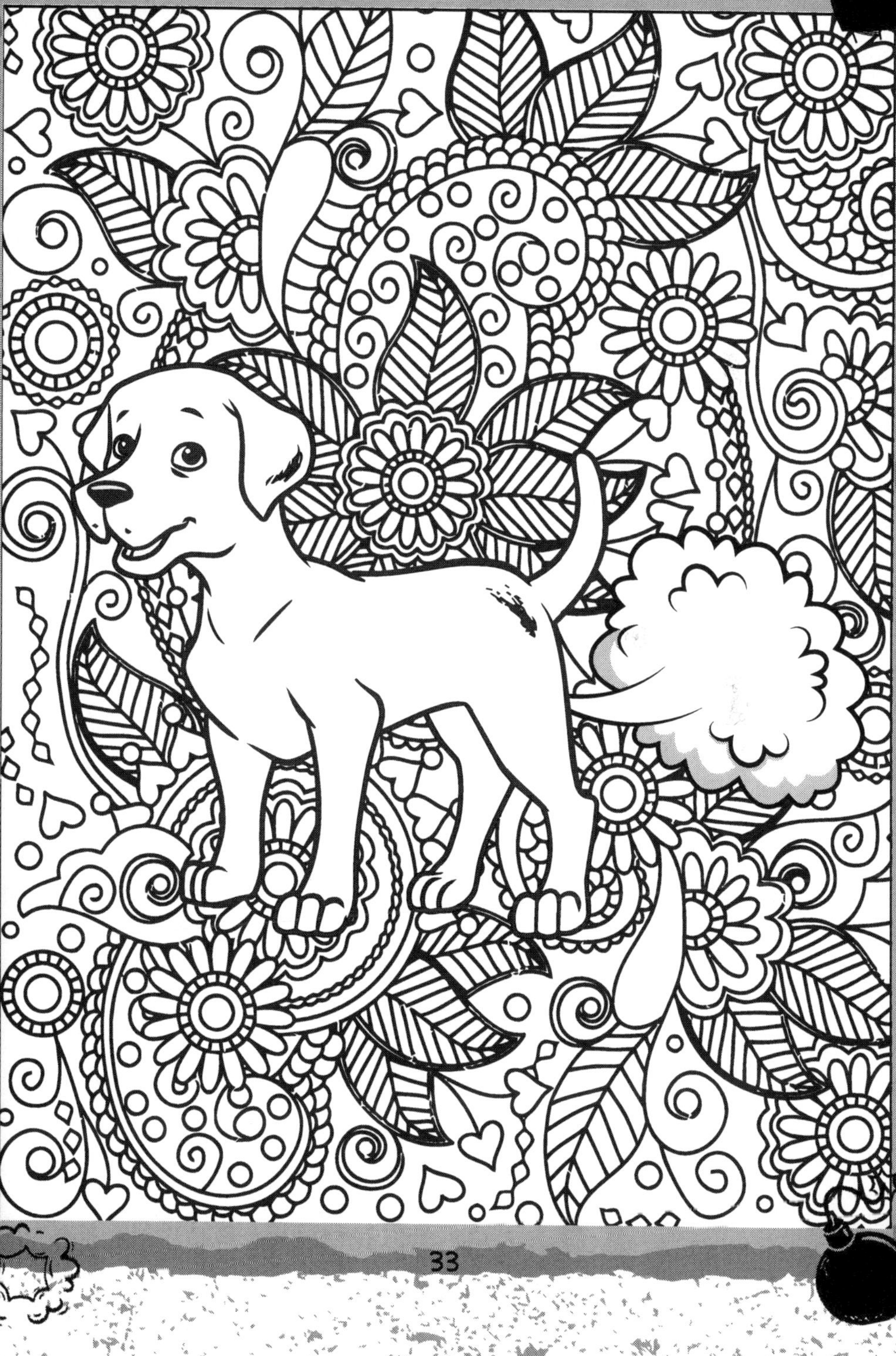

# 8

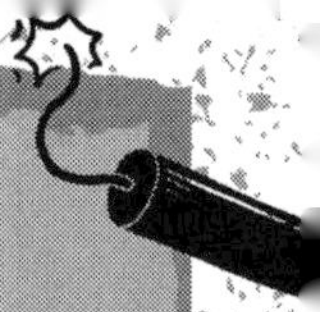

# Der Knoblauch-Knaller

Knoblauch macht nicht nur den Atem gefährlich - er kann auch deine hintere Abteilung in eine **Duftgranate** verwandeln. Die ätherischen Öle und Schwefelverbindungen, die Knoblauch so gesund machen, werden nämlich nicht nur über die Haut und den Atem ausgeschieden... sondern auch hintenrum. Das Resultat ist ein Pups mit einer markanten, unverwechselbaren Note, der noch Minuten später im Raum hängt wie ein alter Weihnachtskranz aus dem Vorjahr. Bonus für Abenteurer: Isst du Knoblauch zusammen mit Zwiebeln, entsteht eine Art „Aromabombe", die sowohl den Geruch als auch die Halbwertszeit deines Furzes drastisch erhöht. Perfekt geeignet für lange Winterabende, wenn du ungestört auf dem Sofa liegen willst - oder um ungebetene Gäste vom Plätzchenteller fernzuhalten.

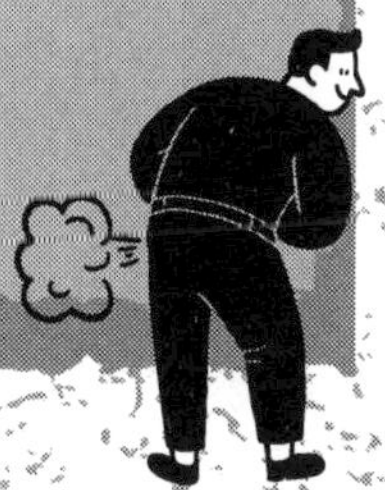

# Pups Weisheiten

Ein wahrer Freund erkennt dich am Klang - auch im Dunkeln.

Das Leben ist wie ein Furz: Man weiß nie, wie laut oder peinlich es wird - aber es fühlt sich besser an, wenn's vorbei ist.

Stille Wasser sind tief, stille Fürze sind tödlich.

Nicht jeder Wind bringt Regen - manche bringen Tränen.

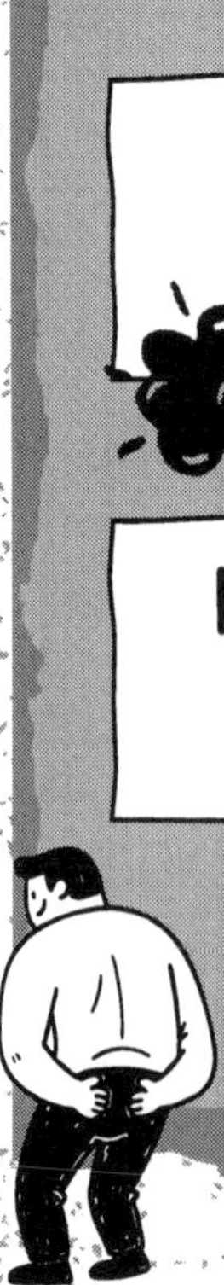

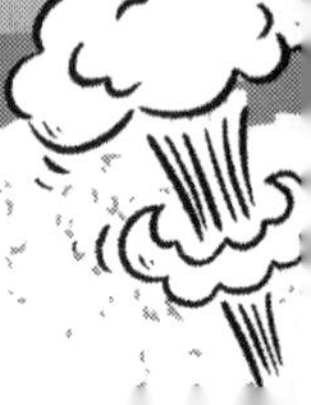

# WAS WÜRDEST DU LIEBER...?

... auf einem romantischen Date einen nicht wollenden Furz haben

**ODER**

...beim Vorstellungsgespräch vor dem Chef einen „Schallplattenkratzer" loslassen?

... in der Kirche pupsen, während gerade absolute Stille herrscht

**ODER**

...beim Arzt im Behandlungs-raum?

... einen Pups in der vollbesetzten Sauna

**ODER**

...in einem überfüllten Fahrstuhl lassen?

... auf einer Weihnachtsfeier pupsen, während gerade eine Rede gehalten wird

**ODER**

...während alle „Stille Nacht" singen?

# 9

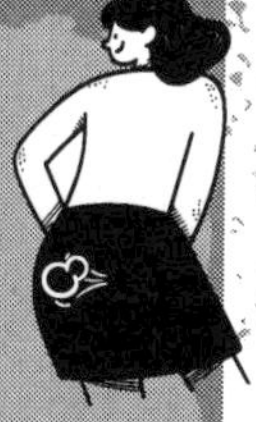

# DER PUPS ALS KRIEGSWAFFE

Im Mittelalter gab es tatsächlich einen Beruf namens „**Blähmeister**" - Männer, die angeblich ihre Pupskunst so perfektioniert hatten, dass sie ganze „Melodien" spielen konnten. Eine Legende aus dem 17. Jahrhundert erzählt von einem Soldaten, der bei einer Belagerung seine Gegner so schockierte, dass diese sich angeblich zurückzogen - nicht wegen Angst vor Schwertern, sondern wegen der akustischen und aromatischen Attacke. Ob das historisch 100% stimmt? Keine Ahnung. Aber allein die Vorstellung, wie ein Mann in Rüstung vor den Feind tritt, kurz in die Hocke geht und dann die „Fanfare des Todes" bläst, ist unbezahlbar. Fazit: Dein Hintern ist vielleicht kein Instrument... aber mit etwas Training könntest du trotzdem Geschichte schreiben.

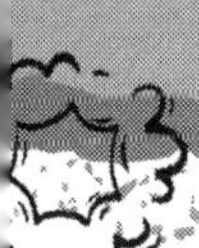

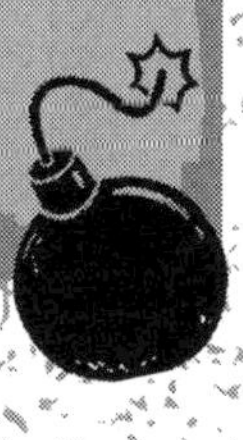

# BUCHSTABENSALAT: FURZ SITUATION

RPEUPS

DDMWIRAN

LFTUAZEN

SZHENACREFIT

Lösung p.104

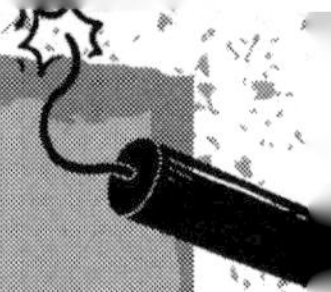

# ZUNGENBRECHER

Bodo bläst besonders bunte Blähungen bei Bier und Bratwurst, bis Bärbel brüllend beichtet, dass Bauchblubbern beängstigend beeindruckend ist.

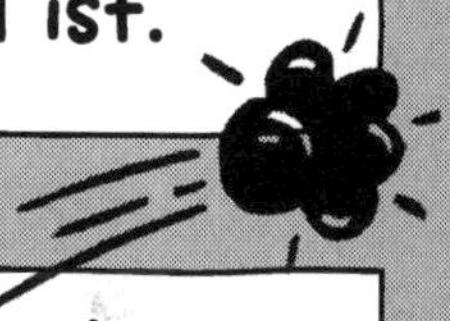

Sieben saftige Sauerkrautfurzsalven sausen sonntags sanft durch Svenjas Sofa, sodass sie seufzt, statt souverän sauer zu sein.

Peter pustet peinlich pfeifende Pupsparaden, packt prustend pralle Pfannkuchen, bis Paul plötzlich plötzliche Platzpatronen platzen lässt.

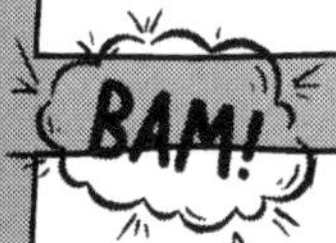


Karl knattert kräftig knusprige Knallgas-Knödel, klopft keck Kuchenkrümel von der Kutte, während Klaus klammheimlich klirrende Kirschkompott-Kanonenschüsse abfeuert.

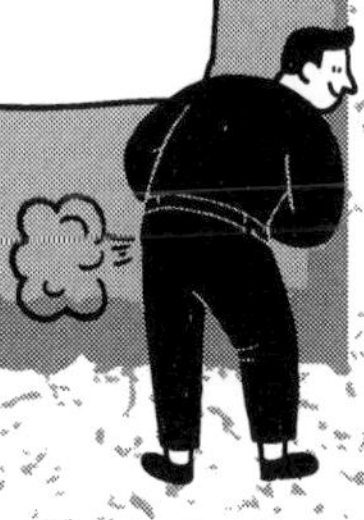

# 10

# Der Astronauten-Pups

Im Weltall ist Pupsen nicht nur peinlich, sondern potenziell gefährlich. NASA-Astronauten müssen darauf achten, was sie essen, weil ein Furz in der Schwerelosigkeit nicht einfach „verschwindet". Ohne Schwerkraft verteilt sich das Gas im Raumanzug oder in der Raumstation wie ein unsichtbarer Stink-Nebel. Noch schlimmer: Methan ist leicht entzündlich - theoretisch könnte ein sehr motivierter Astronaut mit einem Feuerzeug (rein hypothetisch!) eine Mini-Rakete zünden. Kein Wunder, dass die NASA im offiziellen Handbuch einen Abschnitt zu „intestinal gas management" hat. Bedeutet: Selbst im All ist dein Hintern unter strenger Beobachtung - nicht, dass du aus Versehen die ISS in den Turbomodus versetzt.

# Suchsel

| | | | | | | | | | | | | | |
|---|---|---|---|---|---|---|---|---|---|---|---|---|---|
| V | W | F | L | A | T | U | L | E | N | Z | S | E | X |
| B | L | Ä | H | U | N | G | I | A | O | V | S | B | H |
| E | G | P | M | I | E | E | Y | F | S | O | S | K | D |
| P | T | M | C | L | N | L | C | T | V | U | A | T | A |
| V | Z | U | Z | D | U | J | C | E | V | H | G | E | L |
| D | X | W | O | W | L | I | P | R | P | T | B | J | N |
| R | S | W | R | K | S | Y | M | Z | W | P | A | B | Q |
| P | O | M | O | J | O | E | M | I | M | D | W | H | F |
| S | C | V | G | Z | N | D | M | S | V | B | Y | N | Q |
| Y | M | B | J | B | F | S | K | C | R | C | Y | C | S |
| K | V | D | F | Z | I | U | H | H | L | O | X | F | S |
| P | M | O | W | M | K | D | Y | E | P | L | B | S | A |
| B | T | G | K | Y | T | P | H | N | T | F | S | I | G |
| T | D | A | R | M | W | I | N | D | H | Z | V | E | L |

1. Flatulenz
2. Blähung
3. Darmwind
4. Gas
5. Abgas
6. Afterzischen

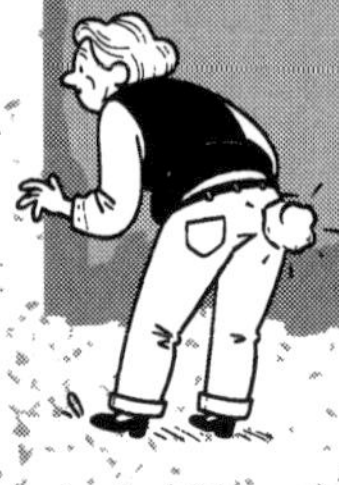

Lösung p.104

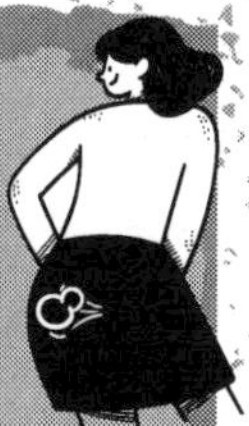

# Pups-
# Wahrheit oder Pflicht

Schnapp dir deine Kumpels, Partnerin, Familie - oder spiel allein, wenn du dich traust. Entscheide: Stellst du dich der peinlich-lustigen Wahrheit oder erfüllst du eine knatternde Pflicht?

**WAHRHEIT - Beantworte ehrlich:**

1. Was war der peinlichste Ort, an dem du jemals gepupst hast?
2. Welcher deiner Pupse war so legendär, dass er einen Namen verdient hätte - und wie würdest du ihn nennen?
3. Hast du schon mal absichtlich den Hund oder jemand anderes für deinen Furz verantwortlich gemacht?

**PFLICHT - Los, trau dich:**

1. Beschreibe mit ernster Stimme den „Geruchsverlauf“ deines imaginären Furzes wie ein Wetterbericht.
2. Erzähle eine völlig übertriebene, frei erfundene „Heldengeschichte“ über einen deiner Furze.
3. Geh ans Fenster oder auf den Balkon und ruf laut: „Ich bin der Meister des Windes!“

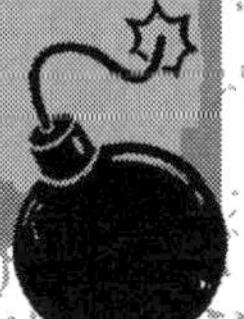

# 11

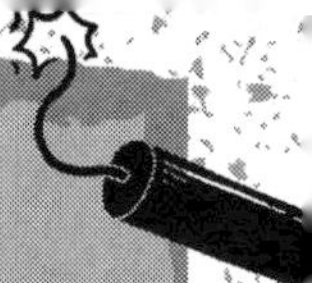

# Möbel als Furzdetektoren

Nicht jeder Stuhl ist gleich - und damit meine ich nicht den, an den du gerade denkst. Forscher (oder sehr gelangweilte Männer) haben festgestellt: Unterschiedliche Sitzflächen verstärken oder dämpfen den Klang deines Furzes. Auf einem Holzstuhl klingt er knackig und klar - quasi das „High-Definition" unter den Pupstönen. Ein Polstersessel dagegen schluckt den Sound, lässt aber den Geruch ungebremst durch. Metallstühle erzeugen einen blechernen Hall, perfekt für die große Showeinlage. Und der absolute Klassiker: Der weiße Plastikgartenstuhl - erzeugt eine Resonanz, die wie ein billiger Trompetensound imitiert. Fazit: Wer seinen Pups akustisch aufwerten will, sollte bei der Weihnachtsfeier strategisch seinen Sitzplatz wählen.

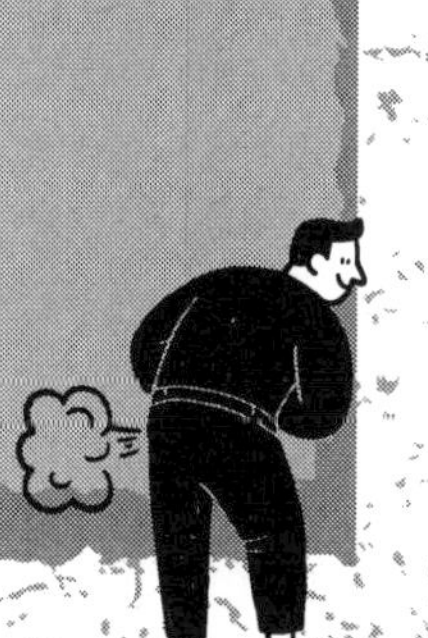

# KREUZWORTRÄTSEL

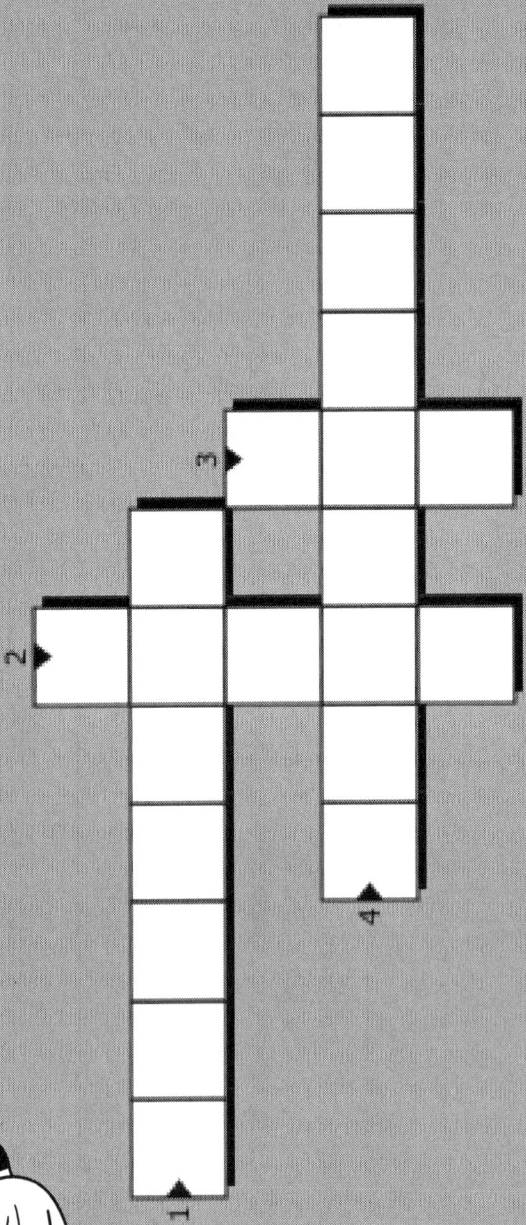


1. Welcher berühmte italienische Maler war angeblich fasziniert von Körpergeräuschen? (Nachname)
2. Wie nennt man in Bayern umgangssprachlich einen kräftigen Furz?
3. Welches Tier gilt als Meister der Flatulenzen in der Nutztierwelt?
4. Wie heißt der medizinische Fachbegriff für Blähungen?

Lösung p.104

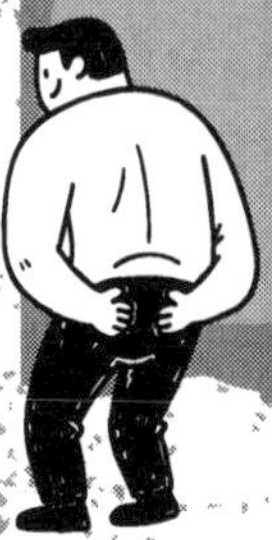

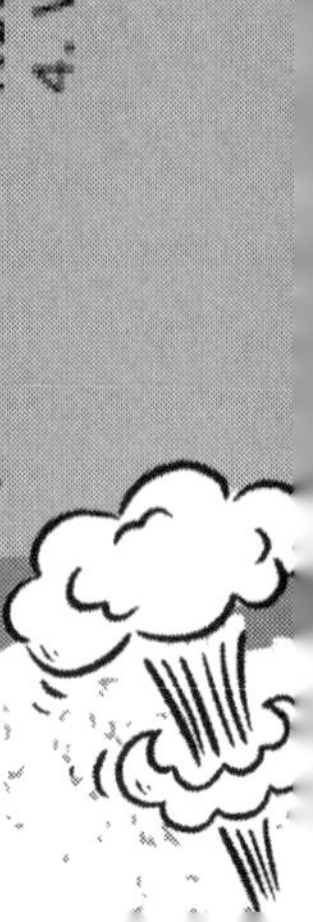

# ZUHAUSE IST, WO DAS HERZ IST – UND EBEN AUCH DORT, WO DER FURZ IST.

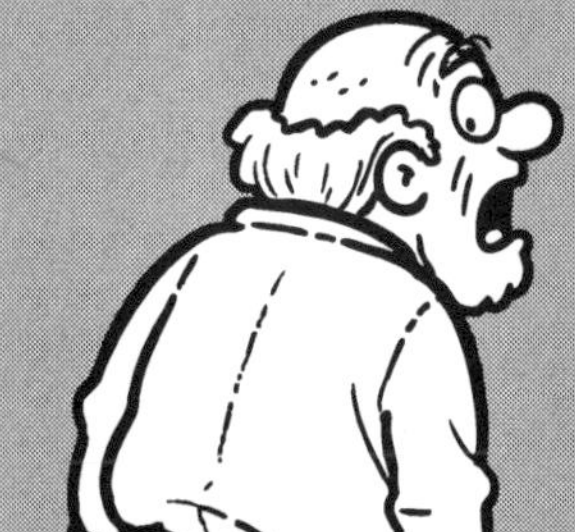

# 12

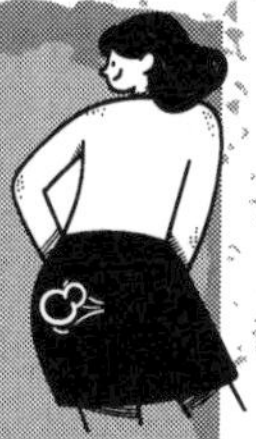

# Der Pupston als Lügendetektor

Es gibt tatsächlich Wissenschaftler, die behaupten, man könne aus einem Furz Rückschlüsse auf den Gemütszustand ziehen. Nicht, weil er riecht wie deine Laune - sondern wegen der **Tonlage**. Ein kurzer, scharfer Knall kann auf Anspannung hindeuten, während ein langer, vibrierender Ton eher Gelassenheit verrät. Manche scherzen sogar, dass man daraus einen „Furz-Polygrafen" bauen könnte: Du stellst eine Frage, der andere furzt - und die Frequenz verrät, ob er lügt. Wäre das nicht das perfekte Werkzeug für Männerfreundschaften? Keine Streitigkeiten mehr, nur noch ehrliche Antworten... und ein bisschen Gestank.

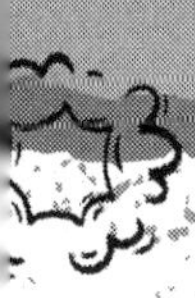

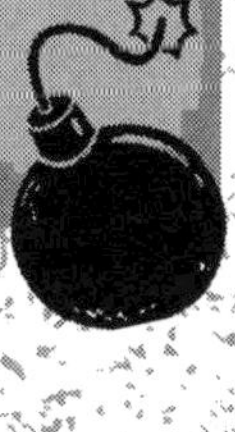

# Sudoku

| | | | | | | | | |
|---|---|---|---|---|---|---|---|---|
|  | 2 |  | 3 | 4 |  | 7 | 1 | 9 |
|  | 9 |  |  | 5 | 1 | 6 | 4 | 3 |
| 1 |  | 4 | 6 | 9 |  | 8 |  |  |
| 9 | 8 | 5 |  |  | 2 | 3 | 7 |  |
|  |  |  |  | 3 | 4 | 1 |  |  |
| 4 | 1 | 3 | 7 |  |  |  |  |  |
| 3 | 5 | 7 | 4 | 2 | 6 |  | 8 | 1 |
| 2 | 6 |  | 8 | 1 | 5 | 4 |  |  |
| 8 | 4 | 1 | 9 |  | 3 |  |  | 6 |

Lösung p.104

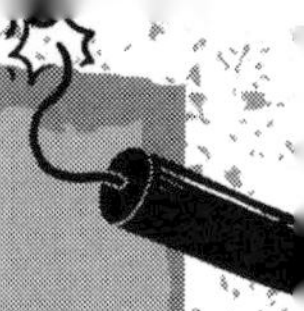

# Alternative Worte fürs Pupsen

Nimm dir Papier und Stift (oder spiel direkt im Kopf - aber Vorsicht, das kann dröhnen).

Ziel: Für jeden Buchstaben des Alphabets ein Wort finden, das mit Furzen, Pupsen, Darmgeräuschen oder dem allgemeinen Gas-Universum zu tun hat.

Beispiel:

- A = Afterzischen
- B = Bohnenbombe

| Buchstabe | Mein Weihnachtswort | Buchstabe | Mein Weihnachtswort |
|---|---|---|---|
| A | | N | |
| B | | O | |
| C | | P | |
| D | | Q | |
| E | | R | |
| F | | S | |
| G | | T | |
| H | | U | |
| I | | V | |
| J | | W | |
| K | | X | |
| L | | Y | |
| M | | Z | |

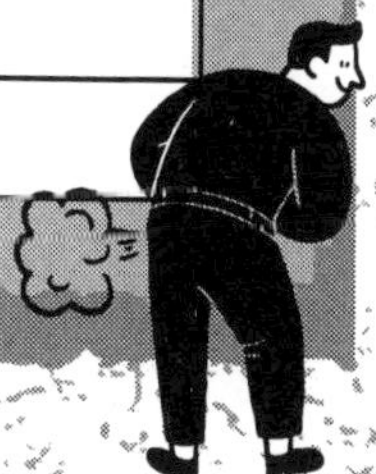

# 13

# Der Präzisions-Pups

Es gibt Menschen, die behaupten, sie könnten mit ihrem Furz **zielen**. Klingt wie ein Kneipenmärchen, aber laut einer kleinen, sehr fragwürdigen „Studie" in einer englischen Comedy-Show schaffen es geübte Kandidaten, ihre Flatulenz punktgenau in eine Richtung zu lenken - einfach durch die richtige Sitzposition und strategisches Anspannen der Pobacken. Rekordhalter soll ein Typ gewesen sein, der auf zehn Meter Entfernung eine Kerze ausblies. Ob's wahr ist? Schwer zu sagen. Aber stell dir mal die Möglichkeiten vor: Weihnachtsbaumkerzen ausblasen, ohne aufzustehen. Schneebälle mit Pups-Power beschleunigen. Oder einfach nur den Kollegen im Büro „unsichtbar" erwischen. Das ist Präzisionsarbeit auf Männermanier.

# Pups Quiz

1. In welchem Land gibt es einen offiziellen „Tag des Furzes" als Humor-Festival?

A) Schweden

B) Lettland

C) Kanada

D) Australien

2. Welches Tier kann Pupse mit einer Länge von bis zu 10 Sekunden produzieren?

A) Faultier

B) Schildkröte

C) Flamingo

D) Koala

3. Welches Land hat eine historische „Furzoperette", die als Kulturgut gilt?

A) Frankreich

B) Japan

C) Österreich

D) Spanien

4. Welcher berühmte Musiker nutzte angeblich Furz-Geräusche in seinen Aufnahmen als versteckten Gag?

A) Frank Zappa

B) Elton John

C) Mick Jagger

D) Bob Dylan

5. Wie nennt man die Angst, in der Öffentlichkeit zu pupsen?

A) Flatuphobie

B) Gastroangst

C) Methanitis

D) Popo-Panik

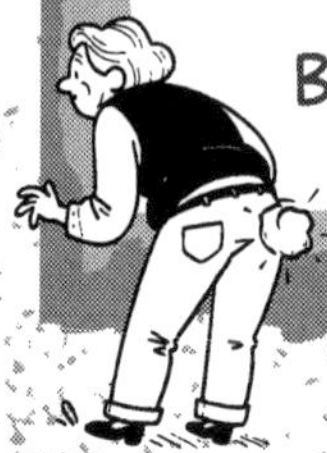

Lösung p.105

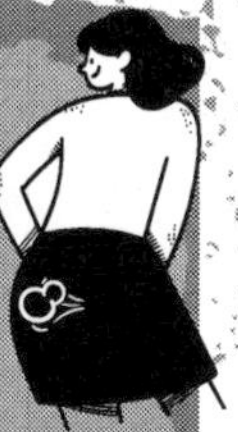

# Pups-Wortketten

Schreib ein Pups-Wort (z. B. „Knattern"). Der nächste Begriff muss mit dem letzten Buchstaben des vorherigen beginnen - wie lang wird deine Wortkette?

Beispiel: Knattern → Nachbrenner → ......

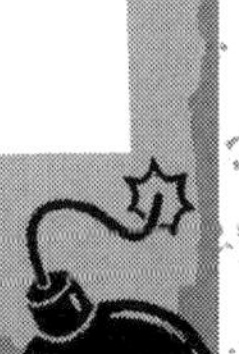

# 14

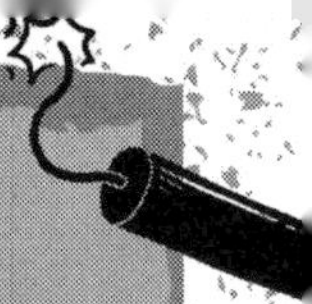

# Der Furz im Radio

In den 1940ern schaffte es ein Mann namens Le Pétomane in Frankreich ins Radio - berühmt nicht für Gesang oder Reden, sondern weil er live ins Mikro furzte. Kein Witz: Er konnte mit seinen Pups-Tönen ganze Melodien „spielen". Der Sender bekam so viele Hörer, dass andere Radiostationen versuchten, ihn abzuwerben - vermutlich mit besseren Bohnenrationen. Heute wäre das kaum noch möglich, dank Moderatoren mit „Seriösitäts-Image". Aber stell dir mal vor, du sitzt morgens im Auto, drehst am Sender, und statt Nachrichten hörst du „Stille Nacht" aus dem Hinterteil eines Mannes. Das wäre wohl der einzige Grund, den Verkehrsstau zu genießen.

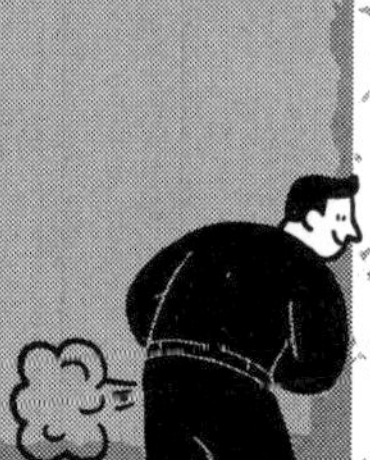

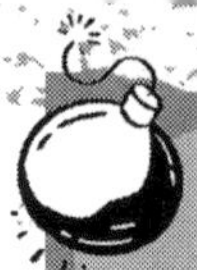

# Pups Gasometer

Du bekommst 8 Lebensmittel - und musst sie von 1 (produziert am meisten Darmwind) bis 8 (fast harmlos) in die richtige Pupskraft-Reihenfolge bringen.

Das klingt leichter, als es ist, denn manche dieser Blähbomben wirken zeitverzögert oder in Kombination erst richtig. Notiere dein Ranking, dann check die Auflösung.

Dein Ranking:

1. ____________________
2. ____________________
3. ____________________
4. ____________________
5. ____________________
6. ____________________
7. ____________________
8. ____________________

Runde - „Festmahl-Edition“:

- Käsefondue
- Rotkohl
- Bratwürste
- Weihnachtsbier
- Bohnensuppe
- Marzipankartoffeln
- Knoblauchbaguette
- Sauerkraut

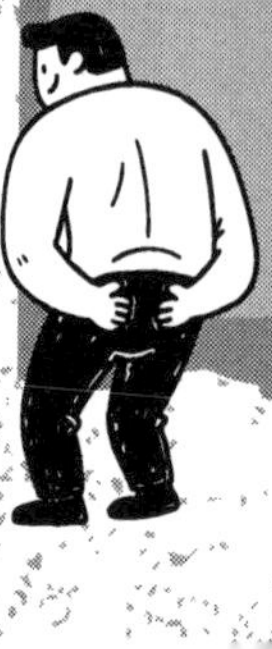

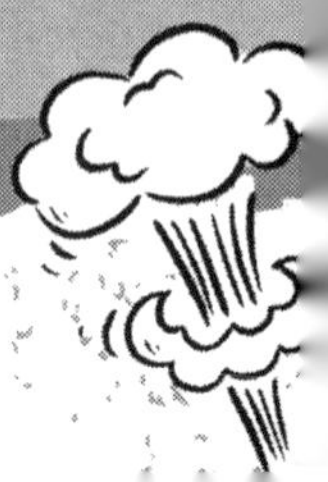

# Sudoku

| | | | | | | | | |
|---|---|---|---|---|---|---|---|---|
| 5 | 1 | 9 | 4 | 7 | 8 | 2 | 3 | |
| | 8 | 7 | 2 | | | | 9 | |
| 3 | 2 | 4 | 6 | 9 | | | 8 | 7 |
| 1 | 4 | 8 | 9 | | 5 | | 2 | |
| 7 | 3 | | | 8 | | 6 | 5 | 9 |
| | 5 | 6 | 7 | 3 | | 4 | | |
| | | 1 | | 4 | 6 | | 7 | |
| | 6 | 3 | | 1 | 7 | 9 | | 2 |
| | 7 | 5 | | | 9 | | | 1 |

Lösung p.105

# 15

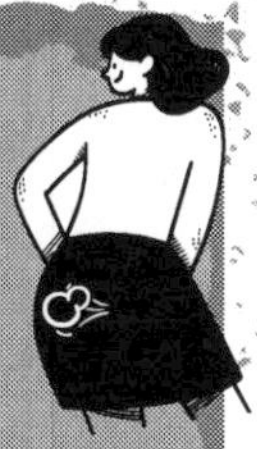

# Der mittelalterliche Ritter-Furz

Stell dir vor, du bist ein Ritter im Mittelalter, komplett in Rüstung. Historiker berichten, dass das Tragen dieser Metallklamotte im Sommer so heiß und stickig war, dass sich darin... sagen wir mal... Gas-Staus bildeten. Wenn dann im Turnier oder im Kampf ein befreiender Furz entwich, hallte er dank der Metallplatten wie eine kleine Kanonensalve. Manche Chroniken erwähnen sogar, dass Gegner kurz irritiert innehielten - was in einer Schlacht durchaus ein Vorteil sein konnte. Ob's der erste dokumentierte Einsatz von „Schallwaffen" war? Möglich. Sicher ist nur: Wer damals in der ersten Reihe stand, hatte die wahre Geruchshölle direkt im Gesicht.

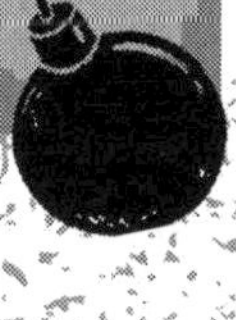

# Pups-Mythos oder Wahrheit?

1. Frauen pupsen weniger als Männer.
Wahr oder Mythos?

2. Vegetarier pupsen seltener als Fleischesser.
Wahr oder Mythos?

3. Man kann Pupse einfrieren und später wieder riechen.
Wahr oder Mythos?

4. Astronauten pupsen im All häufiger als auf der Erde.
Wahr oder Mythos?

5. Es gibt Menschen, die ihren eigenen Furz nicht riechen können.
Wahr oder Mythos?

6. Man kann an der Lautstärke eines Furzes erkennen, wie schlimm er riecht.
Wahr oder Mythos?

7. Furzgeräusche entstehen ausschließlich am After.
Wahr oder Mythos?

8. Kohlensäurehaltige Getränke können Pupse fördern.
Wahr oder Mythos?

Lösung p.105

# SUCHSEL

| | | | | | | | | | | | | | | |
|---|---|---|---|---|---|---|---|---|---|---|---|---|---|---|
| O | N | Y | H | N | T | W | R | X | D | B | Z | M | U | I |
| S | E | R | M | O | Q | X | Y | J | V | U | V | X | S | G |
| C | F | S | G | T | Y | L | E | Q | S | J | X | J | C | L |
| U | V | T | K | R | U | N | S | L | W | C | W | C | H | Ü |
| V | G | I | N | E | L | I | U | N | P | N | P | U | L | F |
| L | A | N | P | T | W | U | F | A | X | X | T | F | Ü | T |
| F | Q | K | E | T | S | U | C | Y | L | X | F | N | P | C |
| W | T | E | I | A | N | R | K | I | G | Y | W | R | F | H |
| D | N | R | Y | N | N | W | S | B | P | T | A | N | E | E |
| P | D | F | T | K | U | O | Q | D | L | N | L | B | R | N |
| N | E | M | R | A | L | A | T | F | U | L | J | F | S | B |
| K | Z | V | L | S | R | X | O | G | G | F | X | X | T | R |
| N | C | W | H | J | V | B | K | Y | E | V | Y | R | U | Q |
| S | M | F | Q | O | O | T | P | B | P | J | B | G | R | S |
| A | Z | Z | R | J | X | N | A | H | T | E | M | M | M | R |

1. Luftalarm
2. Stinker
3. Lüftchen
4. Methan
5. Knatterton
6. Schlüpfersturm

Lösung p.105

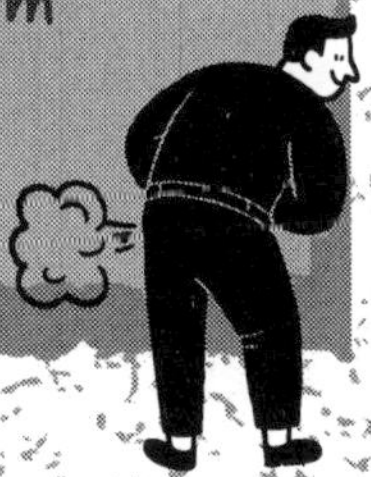

# 16

# Der Furz, der Siri weckte

2017 berichtete ein australischer Radiomoderator, dass er seinen Furz so laut gelassen hat, dass **Siri** auf seinem iPhone reagierte - und fragte: „Wie bitte?". Das ist der Moment, in dem dir klar wird: Entweder du hast gerade Geschichte geschrieben oder deine Technik hat zu viel mitbekommen. Sprachassistenten reagieren nämlich auf bestimmte Frequenzen - und anscheinend kann auch ein gut platzierter Pups ins akustische Beuteschema fallen. Stell dir vor, du sitzt im Büro, drückst heimlich einen raus. . . und plötzlich ruft Alexa den Pizzaservice an. Fazit: Smarte Geräte sind toll, aber vielleicht sollten sie in „Gefahrenzonen" auf stumm gestellt werden - zu deinem Schutz und dem der Menschheit.

# PUPS-KUNST

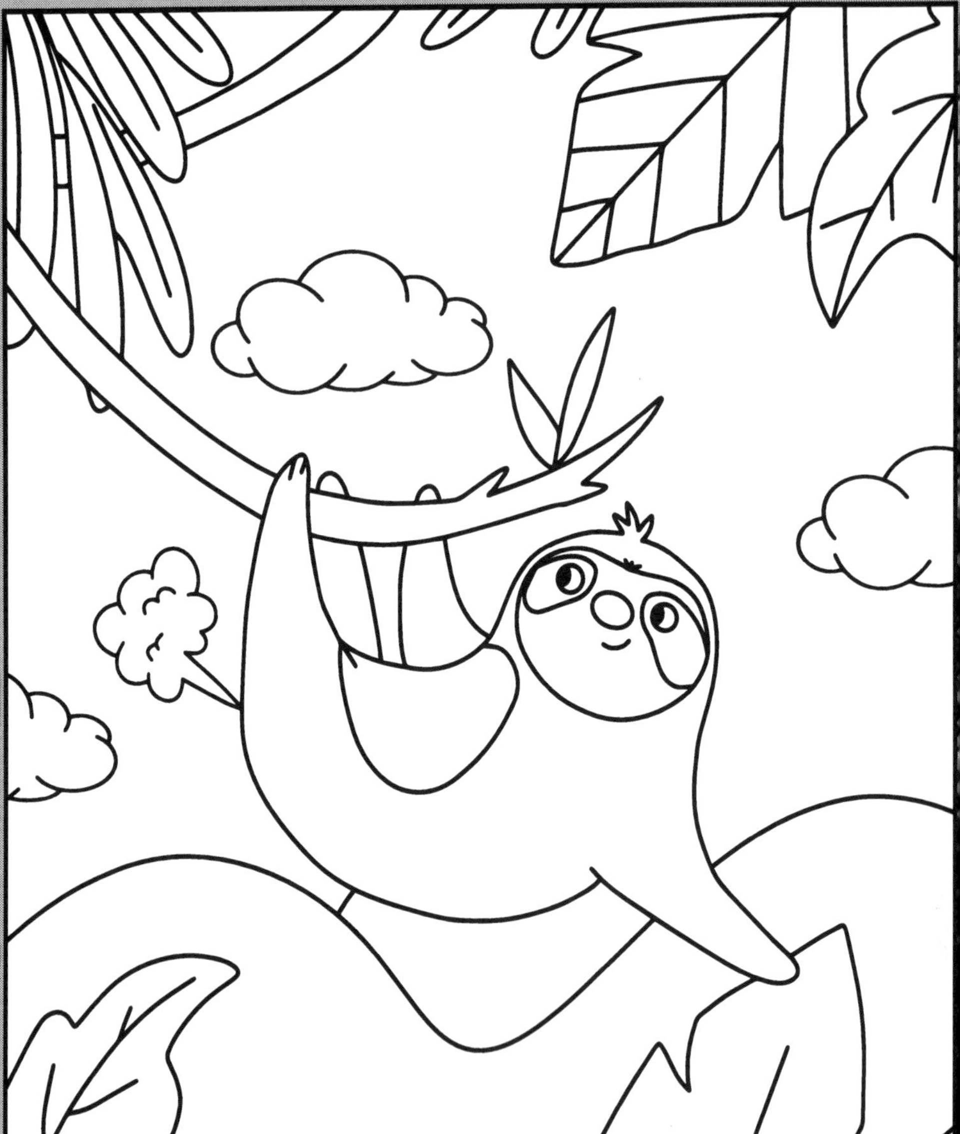

WAS SAGT EIN FURZ ZUM HINTERN?

„ICH HAU MAL KURZ AB, ABER WIR SEHEN UNS GLEICH WIEDER."

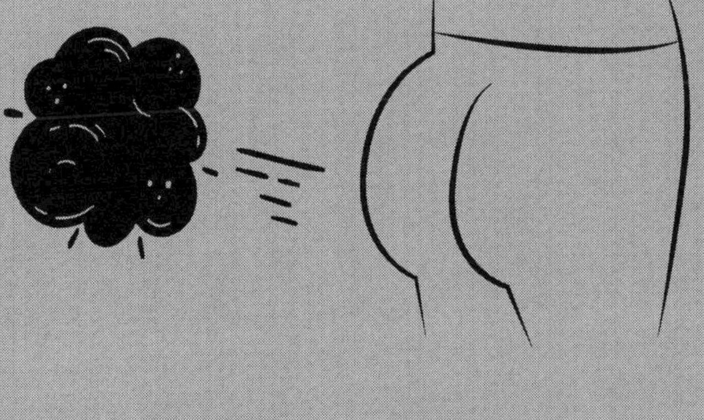

# 17

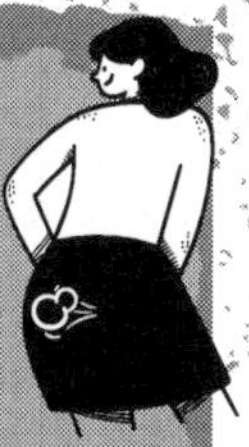

# DER DART-PUPS

In einer englischen Kneipe entstand einst die inoffizielle „Sportart" Fart Darts: Man sitzt auf einem Barhocker, hält ein leichtes Papiertuch an den Hintern und versucht, es mit einem Pups so weit wie möglich zu „abschießen". Die Rekordweite lag angeblich bei 1,20 Meter - gemessen mit einem Maßband, das danach niemand mehr anfassen wollte. Kneipenregeln besagen: Treffer auf den Dartboard-Bereich zählen doppelt. Extra-Punkte gibt's, wenn der Schuss dabei noch einen klaren Ton von sich gibt. Offizielle Meisterschaften gibt es (noch) nicht, aber wer weiß

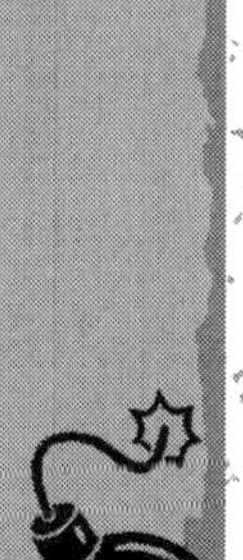

# Der Weg zum Pups

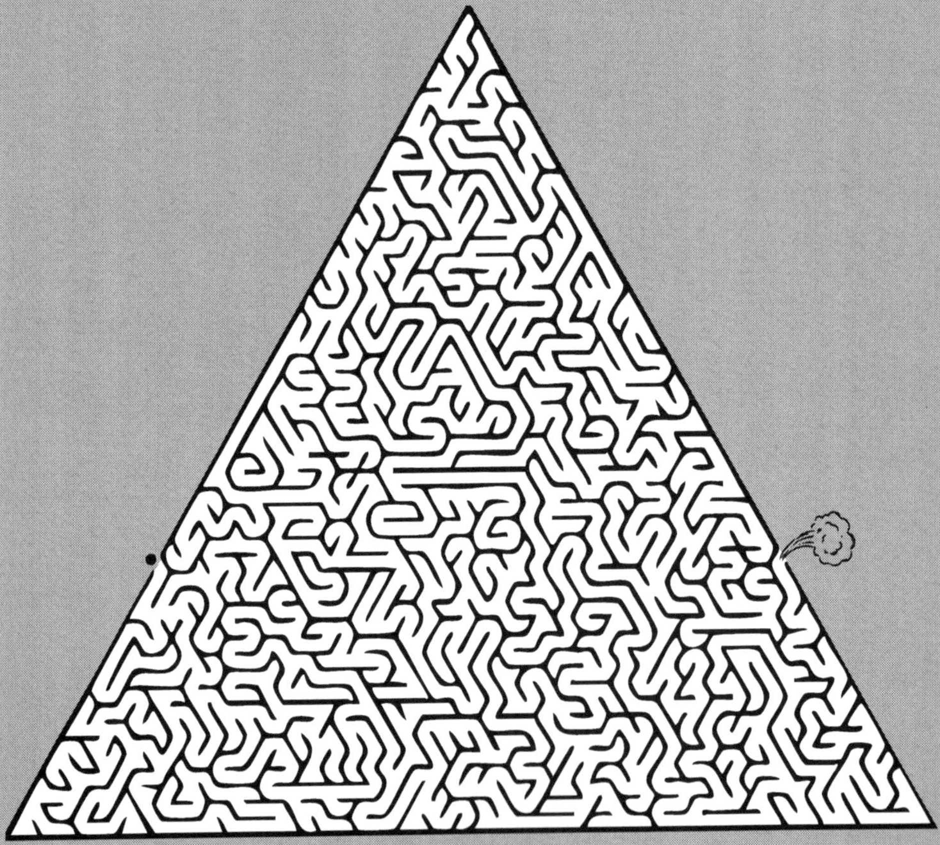

Lösung p.105

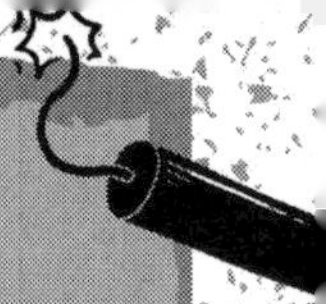

# BUCHSTABENSALAT: FURZ SITUATION

KUSSLFUT

LASKNAGL

TREMOPTRIETHNE

WERTMATGIERD

Lösung p.105

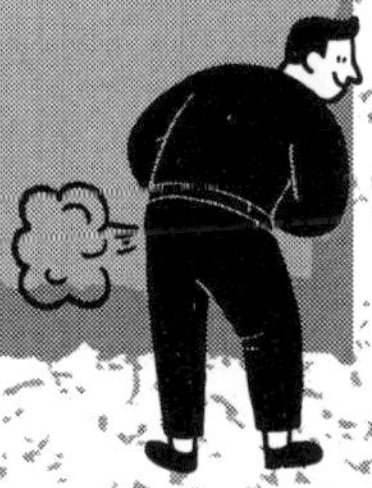

# 18

# Der Bettdecken-Bunker

Unter Männern ist er als „Dutch Oven" bekannt - das Festhalten eines Furzes unter der Bettdecke, um den Duft nicht entkommen zu lassen. Wissenschaftlich betrachtet entsteht darunter ein kleines Mikroklima: warm, stickig und mit einer Gasdichte, die jedes Frischluftkonzept scheitern lässt. Besonders effektiv bei Winterdecken, die kaum Luft durchlassen. Mutige wenden diese Technik im Beisein des Partners an - riskieren damit aber, auf der Couch zu schlafen. Bonuswissen: Je länger der „Bettdecken-Bunker" versiegelt bleibt, desto intensiver entfaltet sich das Aroma. Es ist quasi der „Wein-Dekanter" der Männerwelt - nur ohne Wein, Stil oder gesellschaftliche Akzeptanz.

# Sudoku

| | | | | | | | | |
|---|---|---|---|---|---|---|---|---|
| | | 7 | 2 | 6 | | 3 | 4 | 1 |
| | 2 | 1 | | 5 | 3 | 8 | 9 | 6 |
| 3 | | 6 | | 1 | 4 | | | 2 |
| 1 | | 4 | 3 | | | | 6 | |
| | 3 | | 6 | | 5 | 1 | 2 | |
| 7 | 6 | 2 | | | | | 3 | 5 |
| 9 | 1 | | | 8 | 2 | 6 | | 4 |
| | 7 | 5 | 4 | 3 | | 2 | 8 | |
| 2 | 4 | 8 | | | 6 | 5 | | 3 |

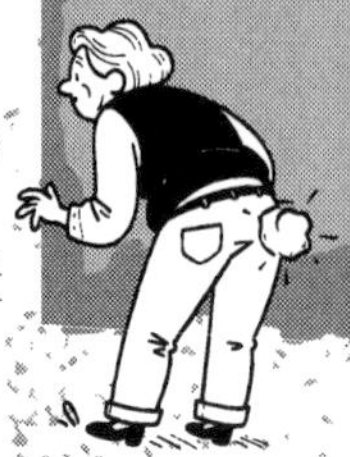

Lösung p.105

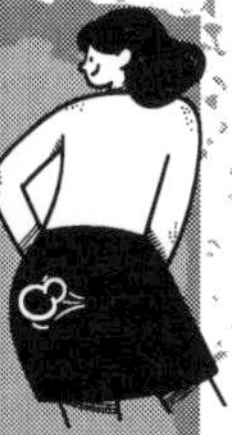

# Der Weihnachtsfurz, der die Welt rettete

An Heiligabend kann viel passieren - und manchmal ist es nicht der Weihnachtsmann, sondern ein rechtzeitiger Furz, der alles rettet! Deine Aufgabe: Erfinde in maximal 5 Sätzen eine Mini-Geschichte, in der ein Furz das Weihnachtsfest vor einer Katastrophe bewahrt.

Beispiel: „Kurz vor Mitternacht ging im Dorf plötzlich das Licht aus. Die Kinder weinten, weil der Weihnachtsbaum dunkel blieb. Da ließ Opa Karl einen so mächtigen Weihnachtsfurz fahren, dass die Funken vom Kaminholz aufleuchteten und das ganze Zimmer erhellten. Alle jubelten, der Baum strahlte - und Opa wurde zur Legende. Seitdem nennen wir ihn den Retter mit dem Donnerhintern."

Jetzt du:

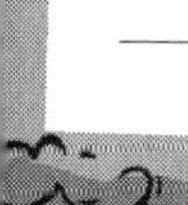

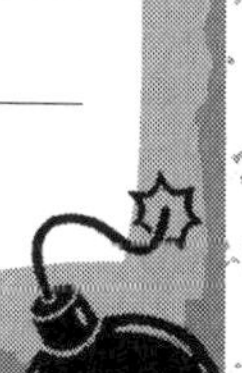

# 19

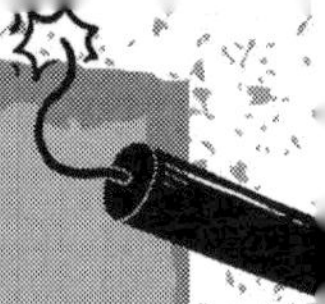

# Der Fahrstuhlfurz-Fall

Der Fahrstuhl ist einer der gefährlichsten Orte für einen Pups. Keine Fluchtmöglichkeit, begrenzte Luftzufuhr - und jeder weiß sofort, dass es einer aus der kleinen Gruppe war. Erfahrene „Täter" setzen deshalb auf die sogenannte Ghost Exit-Technik: kurz vor dem Aussteigen dezent abfeuern und die Türen hinter sich schließen lassen. Die Zurückgebliebenen stehen dann wie in einer geruchlichen Zeitkapsel, während der Verursacher unschuldig pfeifend durchs Foyer läuft. Besonders perfide: Ein Etagenstopp mitten drin - da ist die Überraschung für die neu Einsteigenden gleich doppelt groß. Wissenschaftlicher Fakt am Rande: In engen, geschlossenen Räumen bleibt ein Furz bis zu zehnmal länger wahrnehmbar. Im Fahrstuhl fühlt sich das wie eine Ewigkeit an.

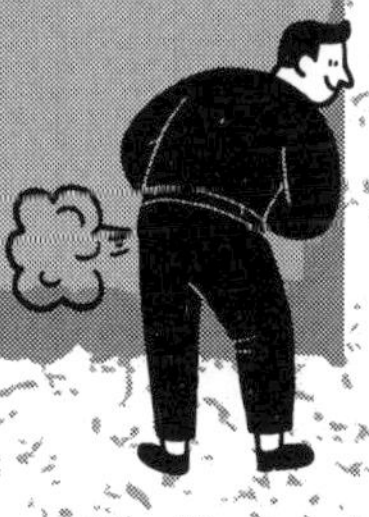

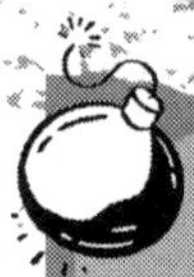

# SUCHSEL

| | | | | | | | | | | | | | |
|---|---|---|---|---|---|---|---|---|---|---|---|---|---|
| C | R | G | E | C | C | R | T | V | A | S | D | G | W |
| D | R | Ü | L | P | S | F | U | R | Z | M | V | Z | V |
| G | T | B | L | L | P | V | P | O | X | T | G | S | T |
| Y | S | T | I | N | K | B | O | M | B | E | M | J | K |
| Y | H | H | F | W | G | N | H | U | T | R | E | J | B |
| C | N | E | T | K | N | A | L | L | G | A | S | D | D |
| M | X | C | F | Y | H | N | K | X | T | G | G | T | R |
| D | O | N | N | E | R | B | Ö | E | Q | Y | C | E | V |
| P | O | E | K | L | D | W | U | N | M | X | S | V | M |
| T | E | S | C | H | L | E | I | C | H | E | R | U | H |
| T | B | T | M | H | W | I | M | C | E | E | F | L | Y |
| E | N | D | Z | E | I | T | Z | I | S | C | H | E | R |
| T | P | E | C | B | U | A | H | C | S | P | M | I | N |
| H | Q | X | C | J | I | E | Z | I | S | C | H | E | N |

1. Knallgas
2. Stinkbombe
3. Endzeitzischer
4. Rülpsfurz
5. Zischen
6. Schleicher
7. Donnerböe

Lösung p.105

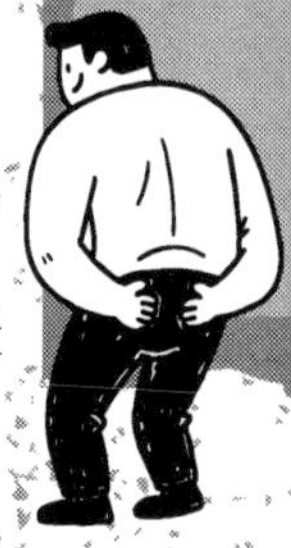

# KURIOSE FURZ GADGETS ODER MUST HAVES?

**Furz-Duftkerze „Eau de Bean"**

Eine Kerze, die täuschend echt nach „Bohneneintopf deluxe" riecht - für alle, die Gäste nachhaltig verwirren möchten. Brennt bis zu 40 Stunden und sorgt für fragende Blicke.

**Fart-O-Meter**

Ein Tischgerät, das den „Druck" und „Aroma-Level" eines Furzes auf einer Skala von 1 bis 10 bewertet.

**Der Pups-Detektor 3000**

Ein kleiner Schlüsselanhänger, der angeblich misst, wer im Raum der Übeltäter war. Spoiler: Er piept immer dann, wenn du selbst versuchst, unschuldig zu schauen.

**Toilettenpapier mit Pups-Sprüchen**

Jedes Blatt enthält einen neuen, humorvollen Spruch oder eine „Pups-Weisheit". Perfekt für alle, die ihre stille Zeit auch geistig bereichern wollen.

# 20

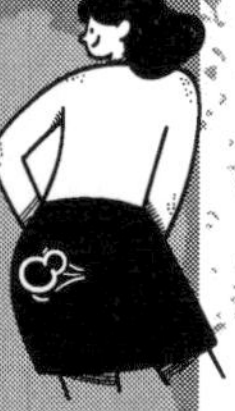

# Hai-Alarm aus dem Po

Wusstest du, dass einige Haiarten furzen können - und das sogar als Überlebenstrick? Manche Haie schlucken beim Fressen Luft, um ihren Auftrieb zu regulieren. Wenn sie dann schnell abtauchen wollen, lassen sie die Luft wieder ab... hintenrum. Das klingt unter Wasser wie ein leiser Motorstart und sieht aus wie eine Mini-Blubberblasen-Party. Der Effekt: weniger Auftrieb, mehr Speed - und wahrscheinlich ein paar verwirrte Fische in der Nähe. Also, falls dir mal ein Hai begegnet, der rückwärts blubbert: Keine Sorge, der will nicht angeben. Der will nur tiefer.

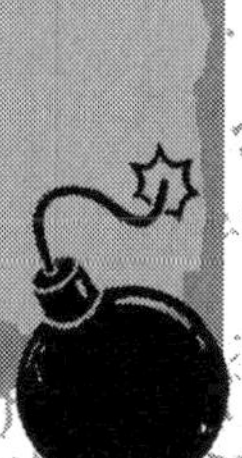

# Flatulenz Kunst

Heute wirst du zum Pups-Picasso! Deine Aufgabe ist es, ein Kunstwerk zu erschaffen, das *irgendwie* das Thema Furzen darstellt - und zwar so kreativ, dass man es nicht auf den ersten Blick erkennt.

Ein Furz ist wie ein guter Witz – er kommt plötzlich, sorgt für Gelächter und manchmal schüttelt man nur den Kopf.

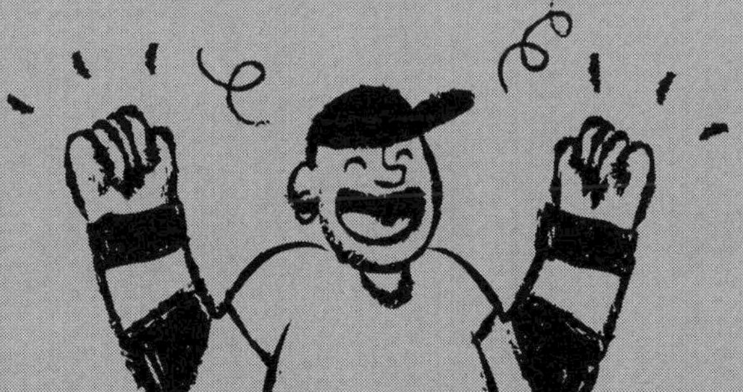

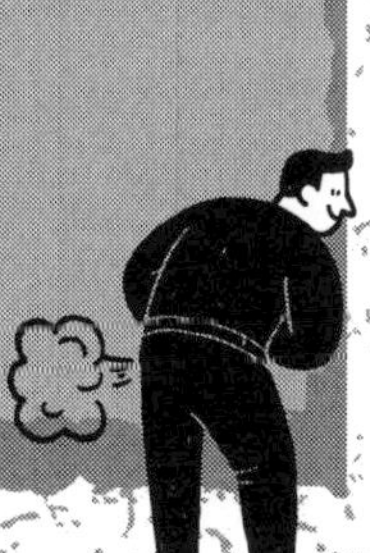

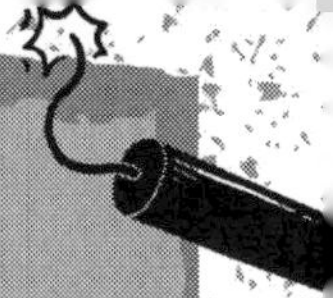

# 21

# Der Pups, der ein Sportverbot bekam

1969 passierte in Japan etwas, das in keinem Guinness-Buch steht: Ein Sumo-Ringer wurde von einem Turnier ausgeschlossen - wegen „unsportlichem Furzen". Offiziell hieß es, er habe während eines Kampfes seinen Gegner „durch nicht-traditionelle Mittel" abgelenkt. Zeugen behaupteten, der Windstoß war so laut, dass sogar der Ringrichter kurz die Orientierung verlor. Der Verband entschied: Körperkontakt ja, Körpergas nein.

Fun Fact am Rande: In manchen Sportarten wie Apnoetauchen oder Gewichtheben sind Pupse zwar peinlich, aber völlig normal - nur eben nicht in der ehrwürdigen Welt des Sumos.

Fazit: Wenn du also mal beim Sport furzen musst - mach's nicht mitten im Finale. Es könnte dein Karriereende sein.

# KREUZWORTRÄTSEL

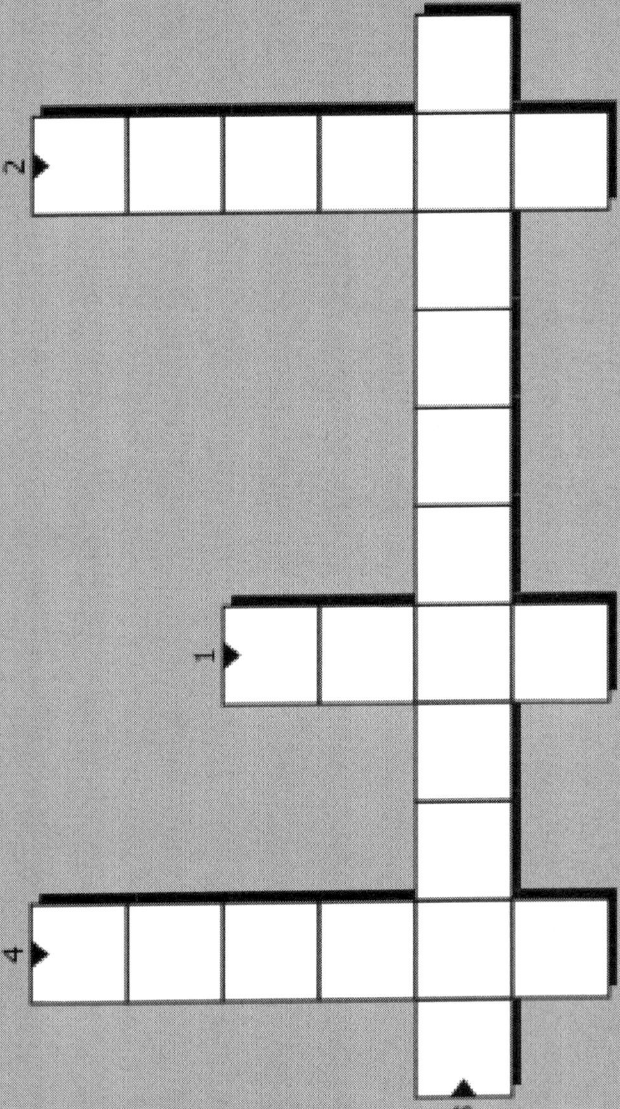


1. Was ist ein anderes Wort für „Darmwind" mit vier Buchstaben?
2. Welches Gemüse gilt als Klassiker für pupsauslösende Mahlzeiten?
3. Wie nennt man einen besonders langen, ununterbrochenen Pups?
4. Welches Gas entsteht bei der Verdauung und kann mit einem Feuerzeug für eine kleine Flamme sorgen (nicht nachmachen!)?

Lösung p.105

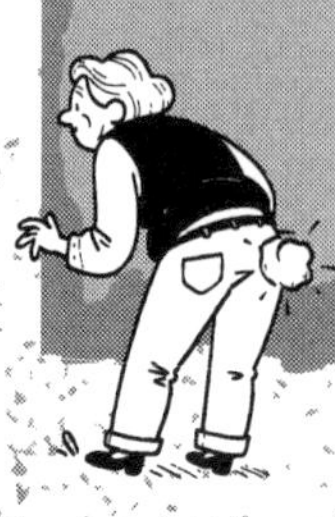

# FURZ YOGA

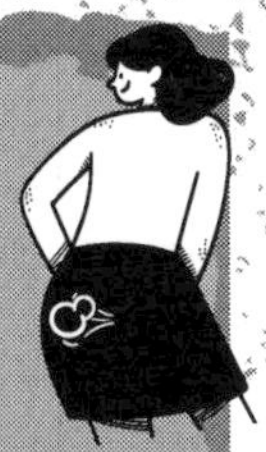

Warum sollte man seine Pups-Power nicht gezielt trainieren? Furz-Yoga kombiniert den Spaß mit der Gas-Entladung - ideal für Männer, die ihren inneren Druck kontrolliert rauslassen wollen. Es entspannt nicht nur den Körper, sondern sorgt auch für gleichmäßige Luftverteilung im Raum. Das Beste: Du musst dazu nicht mal vom Klo aufstehen - der Thron bleibt dein Yoga-Studio.

**DREI LEGENDÄRE FURZ-YOGA-POSEN:**

**Die „Vorwärts-Puffe":**

Setze dich aufrecht hin und beuge dich langsam nach vorne, bis dein Bauch leicht auf den Oberschenkeln drückt. Dieser sanfte Druck gibt deinem Darm den letzten Motivationsschub. Halte 10-15 Sekunden - und lausche, ob die Natur zurückruft.

**Der „Seitliche Gaswirbel":**

Sitze mit geradem Rücken, Beine im 90-Grad-Winkel. Verschränke die Hände hinter dem Rücken und drehe den Oberkörper langsam nach links, dann nach rechts. Diese Drehung massiert den Darm wie ein Mixer - perfekt für gleichmäßige Soundeffekte.

**Die „Himmlische Abgasstrecke":**

Verschränke die Arme vor der Brust, atme tief ein und strecke die Hände zur Decke. Diese Pose öffnet nicht nur den Brustkorb, sondern lässt auch deine Bauchmuskeln arbeiten - und das kann zu überraschenden Nebengeräuschen führen.

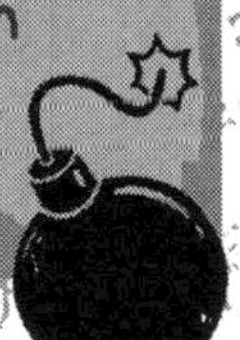

# 22

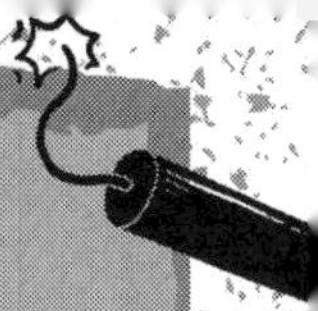

# Der Höhenluft-Faktor - Pupsen auf 3.000 Metern und mehr

Höhenluft klingt erstmal romantisch: klare Sicht, frische Brise, Natur pur. Aber was viele nicht wissen - da oben wird nicht nur die Aussicht atemberaubend, sondern auch dein Pups-Volumen. Physikunterricht zum Mitnehmen: In großer Höhe sinkt der Luftdruck, und Gase im Körper dehnen sich aus. Bedeutet im Klartext: Was unten im Tal noch ein kleines Lüftchen war, wird auf 3.000 Metern zur kompletten Blasorchester-Probe. Bergsteiger berichten sogar, dass eine Handvoll Nüsse oder ein belegtes Brot im Hochgebirge zur musikalischen Begleitung des Gipfelanstiegs führen kann. Also, wenn's mal knallt: nicht erschrecken - das ist keine Lawine, nur dein Körper, der sich den physikalischen Gesetzen anpasst.

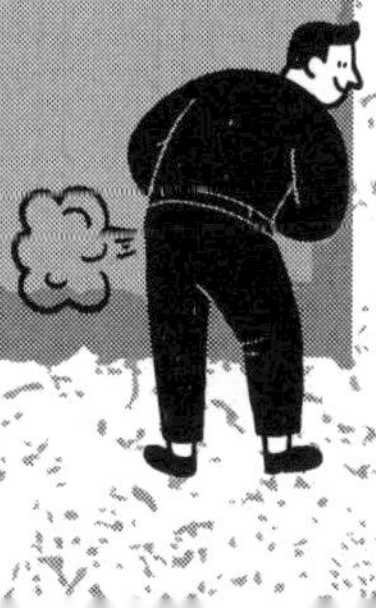

# PUPS-KUNST

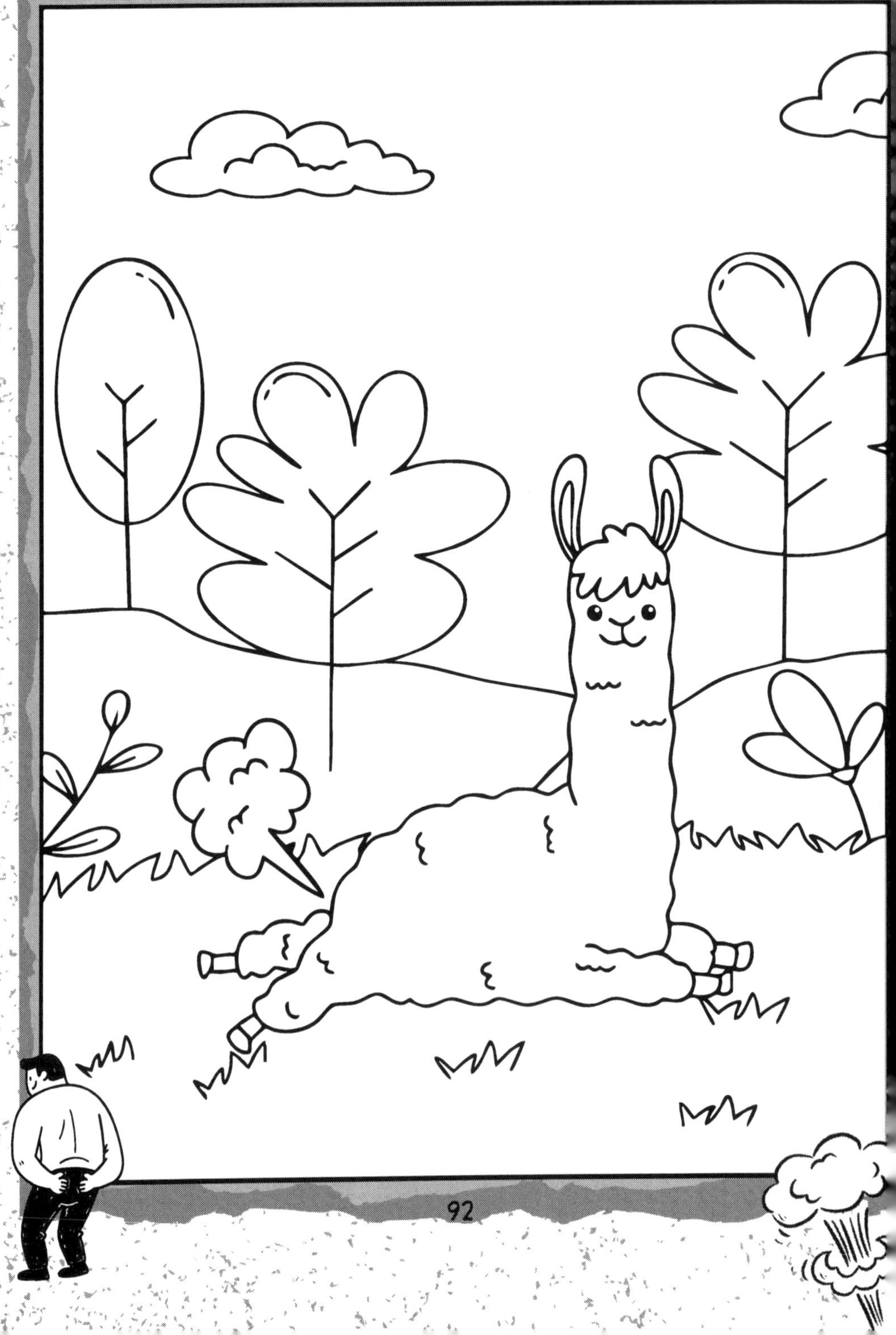

# FURZ-TRAUMJOB

Stell dir vor, du bewirbst dich für den wohl ehrenhaftesten Posten der Welt: „Chef-Abgasdirektor", „Königlicher Pupser" oder „Minister für Flatulenz und Wohlgeruch". In deinem Bewerbungsschreiben erklärst du, warum genau DU die unangefochtene Nummer eins bist - vielleicht wegen deiner beeindruckenden Klangvielfalt, deiner präzisen Timing-Fähigkeiten oder deiner seltenen Gabe, selbst kleinste Darmwinde in wahre Kunstwerke zu verwandeln. Bonuspunkte gibt's, wenn du schon mal ein Gespräch durch eine meisterlich platzierte Pups-Salve gerettet hast. Überzeuge die „Gas-Jury" mit deiner humorvollen Art, deinem Selbstbewusstsein - und natürlich mit deinem legendären Talent, den Raum unvergesslich zu machen.

# 23

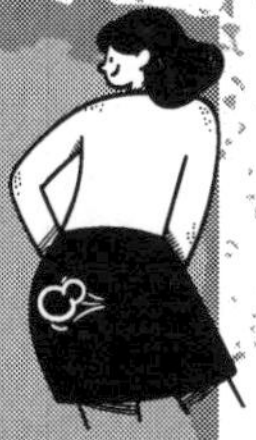

# Das Sauna-Szenario – Wenn's mehr zischt als der Aufguss

Sauna: Ort der Entspannung, Schweißperlen und stillen Selbstgespräche mit deinem Kreislauf. Doch hohe Temperaturen machen nicht nur deine Haut weich - sie entspannen auch deine Muskulatur. Ja, *auch diese* Muskulatur. Bedeutet: Der Schließmuskel ist in der Sauna genauso im Chill-Modus wie du. Und während du denkst, dass hier nur der Aufguss für den Dampf sorgt, könnte es plötzlich ein sehr persönlicher „Nebenaufguss" werden. Besonders gefährlich: das lautlose Modell, das sich unauffällig zwischen Eukalyptusduft und Birkenzweig-Aroma mischt. Tipp für alle Sauna-Fans: Sitz am besten ganz oben, da sammelt sich zwar die Hitze, aber die Luftströme sorgen dafür, dass eventuelle „Beiträge" schnell nach oben verduften - und unten keiner den Übeltäter findet.

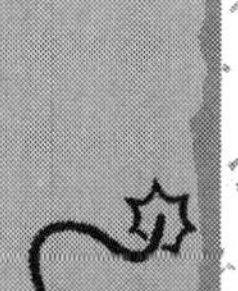

# Furz lädt

75%

Bitte warten......

# WARUM SIND PUPSE WIE ÜBERRA-SCHUNGSEIER?

# MAN WEIß NIE GENAU, WAS DRINSTECKT.

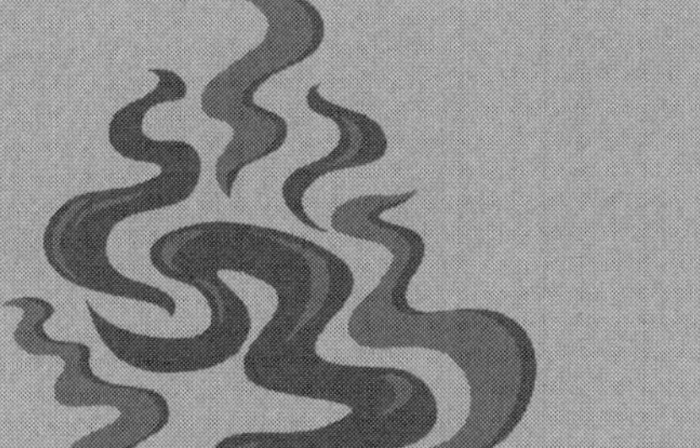

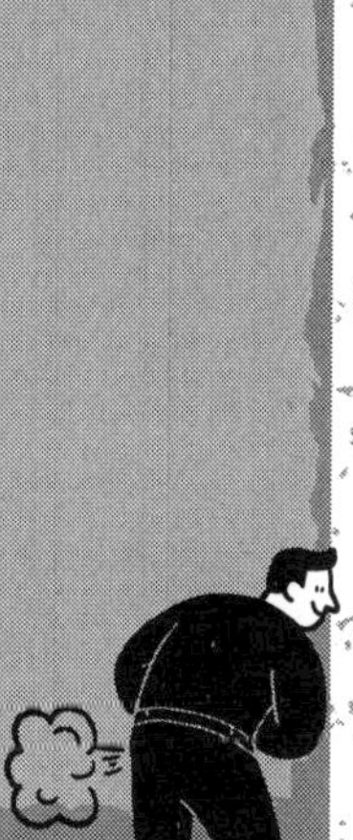

# 24

# Elefanten – Die unangefochtenen Gas-Könige

Vergiss alles, was du über große Furze wusstest - Elefanten spielen in einer eigenen Liga. Ein ausgewachsener Dickhäuter schafft es, am Tag bis zu 2.000 Liter Methan in die Atmosphäre zu jagen. Das ist nicht nur rekordverdächtig, das ist im Prinzip ein rollender Bio-Gas-Reaktor auf vier Beinen. Rein theoretisch könnte man mit dieser Menge einen Kleinwagen mehrere Kilometer antreiben - wenn man denn eine passende „Zapfanlage" hätte.

# Dein persönlicher Pups-Reflexionstest

(Für Männer, die ihre innere Gasbilanz mal ehrlich überprüfen wollen)

Man sagt: „Selbsterkenntnis ist der erste Schritt zur Besserung." Wir sagen: „Selbsterkenntnis ist der erste Schritt zur gezielten Geräuschoptimierung."

Nimm dir kurz Zeit und beantworte diese Fragen - ehrlich, ohne Scham und mit einem Augenzwinkern:

1. **Deine Tagesstatistik**
   Wie viele Pupse hast du gestern ungefähr abgesetzt?
   ☐ 1-5 (Zurückhaltender Gentleman)
   ☐ 6-15 (Durchschnittlicher Trompetenspieler)
   ☐ 16+ (Orkan auf zwei Beinen)
2. **Soundqualität**
   Wie würdest du den Klang deiner Pupse beschreiben?
   ☐ Sanfter Flüsterton
   ☐ Klarer Trompetenstoß
   ☐ Düsenjet-Start
3. **Geheime Taktik**
   Wo pupst du am liebsten?
   ☐ Heimlich im Büro
   ☐ Stolz im Freundeskreis
   ☐ Ohne Rücksicht überall
4. **Weihnachtspups-Level**
   Wenn dein Furz eine Weihnachtsfigur wäre, wäre er ...
   ☐ Das stille Christkind
   ☐ Rudolph mit der roten Nase
   ☐ Der laute Weihnachtsmann, der durchs Kamin fällt

**Auswertung:**

Zähle deine markierten Antworten zusammen. Wenn du mehr als 7 Punkte hast, bist du offiziell ein „Festtags-Furzkünstler" - Glückwunsch, dein Advent wird garantiert nicht still!

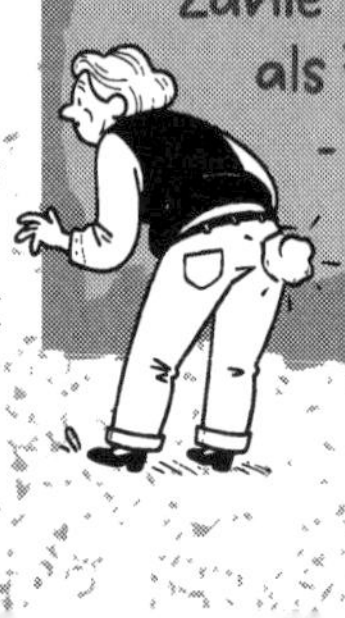

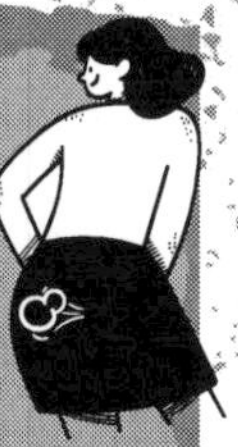

# FURZEN IST WIE ZAUBERN – MAN HÖRT'S, RIECHT'S, ABER MAN SIEHT'S NICHT.

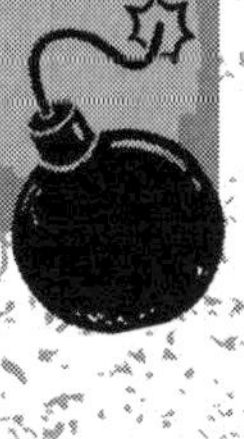

# Nachwort

So, mein lieber Mitpupser - du hast es tatsächlich geschafft!

24 Tage voller Furzspiele, aberwitziger Fakten, unschlagbarer Witze, schräger Zungenbrecher und geruchlich fragwürdiger Herausforderungen liegen hinter dir.

Du hast dich durch Gasometer-Rankings getippt, Pups-Mythen entlarvt, Reflexionsübungen mit einem Grinsen gemeistert und wahrscheinlich das ein oder andere Weihnachtsgadget entdeckt, von dem deine Freunde (oder Feinde) nie wieder aufhören werden zu reden.

Dieses Buch war nie nur ein Adventskalender - es war eine Reise. Eine Reise durch die geheimnisvolle, manchmal explosive Welt der Blähungen. Ein Fest für Männer, die über sich selbst lachen können und die wissen: Das Leben ist zu kurz, um ernst zu sein, wenn man auch pupsen kann.

Vielleicht hast du unterwegs ein paar neue Lieblingssprüche gelernt („Lieber raus als rein!"), vielleicht sogar etwas unnützes Wissen gespeichert, das du bei der nächsten Weihnachtsfeier wie eine Stinkbombe zünden kannst.

Und hoffentlich hast du vor allem eines mitgenommen: Lachen ist das beste Gas, um durch den Winter zu

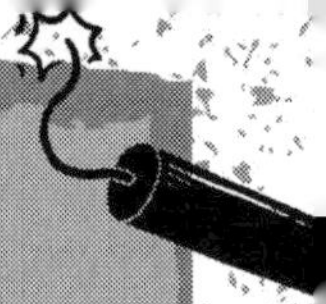

kommen.

Danke, dass du dich getraut hast, mit mir und diesem Buch jeden Tag eine kleine Duftmarke zu setzen.

Bleib locker, bleib humorvoll - und wenn dir jemand sagt, Pupsen sei unfein, lächle einfach wissend. Denn du weißt jetzt: Furzen ist nicht nur natürlich - es ist eine Kunstform.

In diesem Sinne:

Frohe Weihnachten, einen guten Rutsch - und möge dein Start ins neue Jahr angenehm druckfrei sein!

Dein

Chef-Pupser & Gas-Kumpane

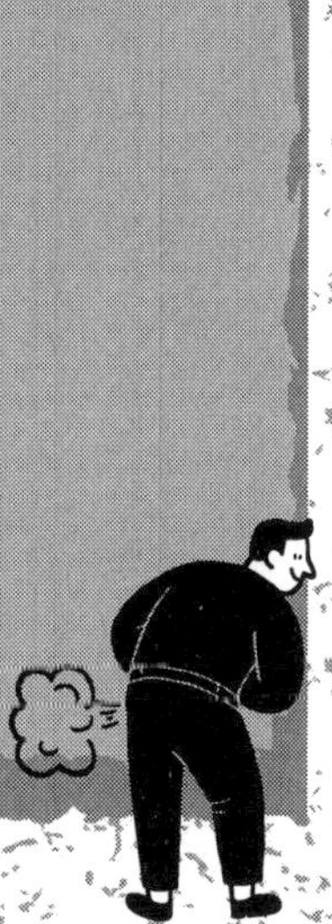

# Lösungen Spiele

1. Adventstag:

| | | | | | | | | |
|---|---|---|---|---|---|---|---|---|
| 5 | 3 | 4 | 6 | 7 | 8 | 9 | 1 | 2 |
| 6 | 7 | 2 | 1 | 9 | 5 | 3 | 4 | 8 |
| 1 | 9 | 8 | 3 | 4 | 2 | 5 | 6 | 7 |
| 8 | 5 | 9 | 7 | 6 | 1 | 4 | 2 | 3 |
| 4 | 2 | 6 | 8 | 5 | 3 | 7 | 9 | 1 |
| 7 | 1 | 3 | 9 | 2 | 4 | 8 | 5 | 6 |
| 9 | 6 | 1 | 5 | 3 | 7 | 2 | 8 | 4 |
| 2 | 8 | 7 | 4 | 1 | 9 | 6 | 3 | 5 |
| 3 | 4 | 5 | 2 | 8 | 6 | 1 | 7 | 9 |

**2. Adventstag:**
Pups
Mief
Gas
Knatter
Blähung
(Blaehung)

**3. Adventstag:**

Lösung 1: Etwa 14–20 Mal (und ja, manche mehr – besonders nach dem Weihnachtsbuffet).

Lösung 2: Rund 30–35 kräftige Pups-Einheiten – abhängig von deiner persönlichen „Druckkraft".

Lösung 3: Etwa 5 Hauptgase, darunter Stickstoff, Kohlendioxid, Methan, Wasserstoff und Schwefelverbindungen.

Lösung 4: Schätzungsweise 80 % – und die anderen 20 % lügen wahrscheinlich.

**3. Adventstag:**

| | | | | | | | | | | | |
|---|---|---|---|---|---|---|---|---|---|---|---|
| T | Y | B | E | M | G | R | N | N | O | K | S |
| Q | G | U | L | Z | D | T | M | L | T | Y | B |
| P | U | P | S | E | N | L | L | R | D | P | Q |
| X | M | F | U | R | Z | E | N | Y | B | E | A |
| V | F | S | X | W | C | F | S | L | W | C | A |
| F | U | R | Z | D | B | U | X | B | Q | H | U |
| T | F | S | J | G | T | Q | I | R | C | B | B |
| F | V | O | M | B | P | I | Y | S | D | E | I |
| U | S | R | E | S | P | U | P | P | I | W | F |
| N | F | E | M | P | D | F | K | U | D | O | J |
| Y | G | H | K | T | I | T | S | P | S | F | Y |
| J | D | X | P | B | K | J | E | B | G | R | S |

**4. Adventstag:**

**5. Adventstag:**

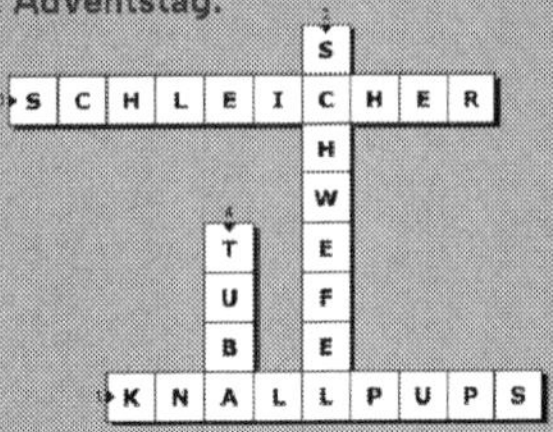


**9. Adventstag**
Pupser
Darmwind
Flatulenz
Afterzischen

**6. Adventstag:**

| | | | | | | | | |
|---|---|---|---|---|---|---|---|---|
| 6 | 5 | 3 | 8 | 4 | 7 | 2 | 9 | 1 |
| 1 | 7 | 4 | 5 | 9 | 2 | 6 | 3 | 8 |
| 2 | 8 | 9 | 6 | 3 | 1 | 4 | 7 | 5 |
| 5 | 4 | 1 | 9 | 2 | 3 | 7 | 8 | 6 |
| 7 | 2 | 6 | 1 | 5 | 8 | 3 | 4 | 9 |
| 9 | 3 | 8 | 4 | 7 | 6 | 1 | 5 | 2 |
| 8 | 6 | 5 | 7 | 1 | 4 | 9 | 2 | 3 |
| 3 | 9 | 7 | 2 | 6 | 5 | 8 | 1 | 4 |
| 4 | 1 | 2 | 3 | 8 | 9 | 5 | 6 | 7 |

**7. Adventstag:**

**10. Adventstag**

| | | | | | | | | | | | | | |
|---|---|---|---|---|---|---|---|---|---|---|---|---|---|
| V | W | F | L | A | T | U | L | E | N | Z | S | E | X |
| B | L | A | H | U | N | G | I | A | O | V | S | B | H |
| E | G | P | M | I | E | E | Y | F | S | O | S | K | D |
| P | T | M | C | L | N | L | C | T | V | U | A | T | A |
| V | Z | U | Z | D | U | J | C | E | V | H | G | E | L |
| D | X | W | O | W | L | I | P | R | P | T | B | J | N |
| R | S | W | R | K | S | Y | M | Z | W | P | A | B | Q |
| P | O | M | O | J | O | E | M | I | M | D | W | H | F |
| S | C | V | G | Z | N | D | M | S | V | B | Y | N | Q |
| Y | M | B | J | B | F | S | K | C | R | C | Y | C | S |
| K | V | D | F | Z | I | U | H | H | L | O | X | F | S |
| P | M | O | W | M | K | D | Y | E | P | L | B | S | A |
| B | T | G | K | Y | T | P | H | N | T | F | S | I | G |
| T | D | A | R | M | W | I | N | D | H | Z | V | E | L |

**11. Adventstag**

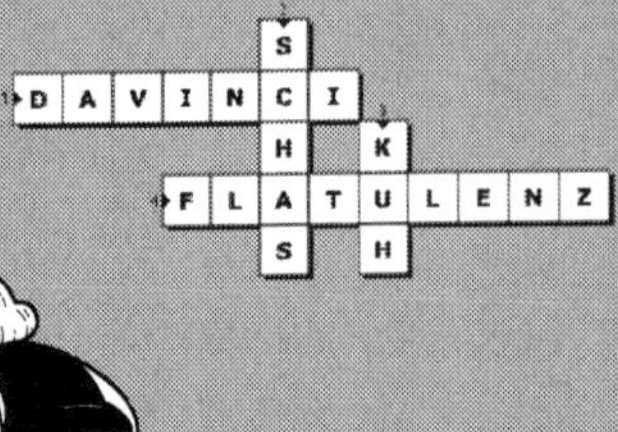


**12. Adventstag**

| | | | | | | | | |
|---|---|---|---|---|---|---|---|---|
| 5 | 2 | 6 | 3 | 4 | 8 | 7 | 1 | 9 |
| 7 | 9 | 8 | 2 | 5 | 1 | 6 | 4 | 3 |
| 1 | 3 | 4 | 6 | 9 | 7 | 8 | 5 | 2 |
| 9 | 8 | 5 | 1 | 6 | 2 | 3 | 7 | 4 |
| 6 | 7 | 2 | 5 | 3 | 4 | 1 | 9 | 8 |
| 4 | 1 | 3 | 7 | 8 | 9 | 2 | 6 | 5 |
| 3 | 5 | 7 | 4 | 2 | 6 | 9 | 8 | 1 |
| 2 | 6 | 9 | 8 | 1 | 5 | 4 | 3 | 7 |
| 8 | 4 | 1 | 9 | 7 | 3 | 5 | 2 | 6 |

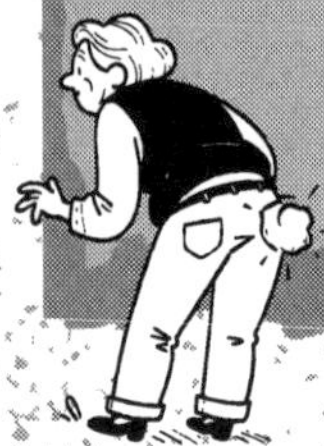

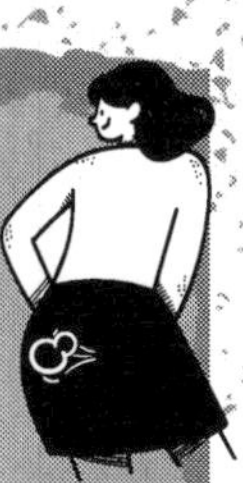

**13. Adventstag:** 1 b) 2 a) 3 c) 4 a) 5 a)

**14. Adventstag:**

1. Bohnensuppe – Die NASA könnte mit der Abgasmenge Raketen starten.
2. Käsefondue – Fett, Käse und Brot = Methan-Fabrik.
3. Sauerkraut – Saures Gas, lange anhaltend.
4. Knoblauchbaguette – Aromatisiert und hält lange vor.
5. Rotkohl – Ballaststoff-Bomber.
6. Bratwürste – Kräftig, aber nicht Spitzenreiter.
7. Weihnachtsbier – Macht eher blubberig als explosiv.
8. Marzipankartoffeln – Mehr Bauchweh als Blähpower.

| | | | | | | | | |
|---|---|---|---|---|---|---|---|---|
| 5 | 1 | 9 | 4 | 7 | 8 | 2 | 3 | 6 |
| 6 | 8 | 7 | 2 | 5 | 3 | 1 | 9 | 4 |
| 3 | 2 | 4 | 6 | 9 | 1 | 5 | 8 | 7 |
| 1 | 4 | 8 | 9 | 6 | 5 | 7 | 2 | 3 |
| 7 | 3 | 2 | 1 | 8 | 4 | 6 | 5 | 9 |
| 9 | 5 | 6 | 7 | 3 | 2 | 4 | 1 | 8 |
| 2 | 9 | 1 | 3 | 4 | 6 | 8 | 7 | 5 |
| 8 | 6 | 3 | 5 | 1 | 7 | 9 | 4 | 2 |
| 4 | 7 | 5 | 8 | 2 | 9 | 3 | 6 | 1 |

**15. Adventstag:**

Falsch – Studien zeigen, Frauen pupsen genauso oft, reden nur weniger drüber.

Falsch – Pflanzliche Kost produziert oft sogar mehr Gas.

Wahr – Der Geruch bleibt tatsächlich erhalten, wenn man es richtig macht (warum man das macht, ist eine andere Frage...).

Wahr – Schwerelosigkeit beeinflusst die Verdauung, und Gase entweichen leichter.

Wahr – Riechstörungen oder genetische Faktoren können das bewirken.

Falsch – Laut heißt nicht gleich stinkig, leise kann oft gefährlicher sein.

Falsch – Auch Darmbewegungen und Bauchmuskeln spielen beim Klang mit.

Wahr – Kohlensäure fördert Gasbildung im Verdauungstrakt.

| | | | | | | | | | | | | | | |
|---|---|---|---|---|---|---|---|---|---|---|---|---|---|---|
| O | N | Y | H | N | T | W | R | X | D | B | Z | M | U | I |
| S | E | R | M | O | Q | X | Y | J | V | U | V | X | S | G |
| C | F | S | G | T | Y | L | E | Q | S | J | X | J | C | L |
| U | V | T | K | R | U | N | S | L | W | C | W | C | H | Ü |
| V | G | I | N | E | L | I | U | N | P | N | P | U | L | F |
| L | A | N | P | T | W | U | F | A | X | X | T | F | U | T |
| F | Q | K | E | T | S | U | C | Y | L | X | F | N | P | C |
| W | T | E | I | A | N | R | K | I | G | Y | W | R | F | H |
| D | N | R | Y | N | N | W | S | B | P | T | A | N | E | E |
| P | D | F | T | K | U | O | Q | D | L | N | L | B | R | N |
| N | E | M | R | A | L | A | T | F | U | L | J | F | S | B |
| K | Z | V | L | S | R | X | O | G | G | F | X | X | T | R |
| N | C | W | H | J | V | B | K | Y | E | V | Y | R | U | Q |
| S | M | F | Q | O | O | T | P | B | P | J | B | G | R | S |
| A | Z | Z | R | J | X | N | A | H | T | E | M | M | M | R |

**17. Adventstag:**

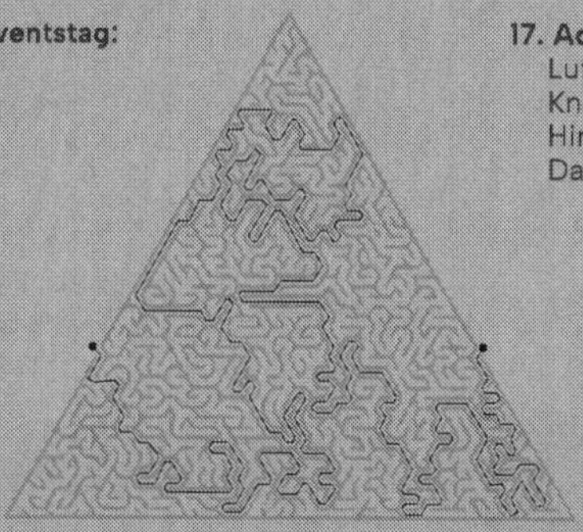

**17. Adventstag:**
Luftkuss
Knallgas
Hintertrompete
Darmgewitter

**18. Adventstag:**

| | | | | | | | | |
|---|---|---|---|---|---|---|---|---|
| 5 | 8 | 7 | 2 | 6 | 9 | 3 | 4 | 1 |
| 4 | 2 | 1 | 7 | 5 | 3 | 8 | 9 | 6 |
| 3 | 9 | 6 | 8 | 1 | 4 | 7 | 5 | 2 |
| 1 | 5 | 4 | 3 | 2 | 7 | 9 | 6 | 8 |
| 8 | 3 | 9 | 6 | 4 | 5 | 1 | 2 | 7 |
| 7 | 6 | 2 | 1 | 9 | 8 | 4 | 3 | 5 |
| 9 | 1 | 3 | 5 | 8 | 2 | 6 | 7 | 4 |
| 6 | 7 | 5 | 4 | 3 | 1 | 2 | 8 | 9 |
| 2 | 4 | 8 | 9 | 7 | 6 | 5 | 1 | 3 |

**19. Adventstag:**

| | | | | | | | | | | | | | |
|---|---|---|---|---|---|---|---|---|---|---|---|---|---|
| C | R | G | E | C | C | R | T | V | A | S | D | G | W |
| D | R | Ü | L | P | S | F | U | R | Z | M | V | Z | V |
| G | T | B | L | L | P | V | P | O | X | T | G | S | T |
| Y | S | T | I | N | K | B | O | M | B | E | M | J | K |
| Y | H | H | F | W | G | N | H | U | T | R | E | J | B |
| C | N | E | T | K | N | A | L | L | G | A | S | D | D |
| M | X | C | F | Y | H | N | K | X | T | G | G | T | R |
| D | O | N | N | E | R | B | Ö | E | Q | Y | C | E | V |
| P | O | E | K | L | D | W | U | N | M | X | S | V | M |
| T | E | S | C | H | L | E | I | C | H | E | R | U | H |
| T | B | T | M | H | W | I | M | C | E | E | F | L | Y |
| E | N | D | Z | E | I | T | Z | I | S | C | H | E | R |
| T | P | E | C | B | U | A | H | C | S | P | M | I | N |
| H | Q | X | C | J | I | E | Z | I | S | C | H | E | N |

**21. Adventstag:**

| | | | | | | | | | | |
|---|---|---|---|---|---|---|---|---|---|---|
| | M | | | | | | | | B | |
| | E | | | | | | | | O | |
| | T | | | F | | | | | H | |
| | H | | | U | | | | | N | |
| D | A | U | E | R | L | Ä | U | F | E | R |
| | N | | | Z | | | | | N | |

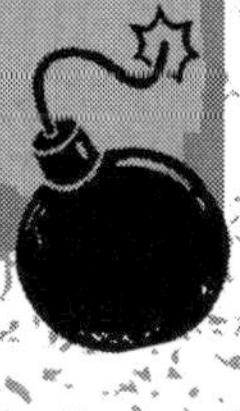